CONSIDÉRATIONS

SUR LE

TRAITEMENT DES TEIGNES

PARIS. — IMPRIMERIE POITEVIN, RUE DAMIETTE, 2 ET 4.

CONSIDÉRATIONS

SUR LE

TRAITEMENT DES TEIGNES

PAR

M. MAHON JEUNE

CHARGÉ, AVEC SON FILS, DU TRAITEMENT SPÉCIAL DE CES AFFECTIONS DANS LES HÔPITAUX DE PARIS ET DANS VINGT DISPENSAIRES.

PARIS

J.-B. BAILLIÈRE ET FILS, LIBRAIRES

DE L'ACADÉMIE IMPÉRIALE DE MÉDECINE

Rue Hautefeuille, 19

ET CHEZ L'AUTEUR, RUE SAINT-HONORÉ, 408.

1868

Il faut distinguer entre les monopoles d'abus et les monopoles de droit, *ceux qui ne s'acquièrent*, ne se conservent et ne se légitiment que par *leur supériorité*.

ÉMILE DE GIRARDIN.

INTRODUCTION

La *guérison des teignes* dans les établissements de l'Assistance publique ne peut être et n'est plus considérée, depuis longtemps, comme une question simplement médicale; elle reste, surtout aujourd'hui, administrative; les résultats économiques parlent plus haut que les doctrines scientifiques.

En présence d'une maladie que la contagion rend si commune et dont la classe nécessiteuse est plus particulièrement atteinte, l'Administration s'inquiète d'une manière plus spéciale de trouver un mode de traitement, qui, par sa *douceur*, n'éloigne pas les malades des dispensaires; par sa rapidité, ne les oblige pas à un séjour prolongé à l'hôpital; et qui, enfin, par son économie, permette de guérir un plus grand nombre de malades tout en ménageant les deniers consacrés au soulagement des malheureux.

C'est parce que la méthode des frères M.-Mahon réunit toutes ces conditions qu'elle fut adoptée par le Conseil d'administration des Hôpitaux de Paris, le 29 juin 1810. Douze départements s'adressèrent à M. le Ministre de l'Intérieur pour en obtenir la généralisation; l'Académie de Médecine, consultée, adressa le rapport suivant :

ACADÉMIE ROYALE DE MÉDECINE

RAPPORT DE L'ACADÉMIE DE MÉDECINE ADRESSÉ A M. LE MINISTRE DE L'INTÉRIEUR

1er Juillet 1828.

« Dans une de vos précédentes séances, vous avez jugé conve-
« nable de renvoyer, à votre Commission des remèdes secrets, une

« lettre ministérielle relative au remède employé par les sieurs « M.-Mahon dans le traitement de la teigne, et par laquelle le Mi- « nistre consultait l'Académie sur trois questions, qu'il posait « dans les termes suivants :

« 1° Le remède des sieurs M.-Mahon est-il préférable aux autres moyens connus pour le traitement de la teigne?

« 2° Est-il utile d'en faire l'acquisition et de le rendre public?

« 3° Les prétentions des auteurs sont-elles ou ne sont-elles pas exagérées?

« Mais avant de vous soumettre une réponse à ces questions, « votre Commission à dû porter son attention sur une autre lettre « ministérielle qui lui est parvenue en même temps que la pre- « mière, quoique d'une date postérieure de deux mois, et qui s'y « rattache par son objet que je viens vous faire connaître.

« Le 10 mai dernier, M. le docteur Gondret, ayant eu connais- « sance des propositions des sieurs M.-Mahon et des questions « adressées à cette occasion par le Ministre de l'Intérieur à l'Aca- « démie de Médecine, a écrit au même Ministre pour lui repré- « senter que, lui aussi, croit avoir des titres à la bienveillance « du Gouvernement. Il rappelle les différents mémoires qu'il a « lus à l'Académie des sciences, les suffrages qu'il a obtenus de « cette Société savante, les applications heureuses qu'il a faites « de la pommade ammoniacale et des ventouses au traitement « de l'amaurose et de la cataracte commençante. Puis il ajoute que « les mêmes moyens ne se sont pas montrés moins efficaces contre « les différentes espèces de teigne. Que, par leur emploi raisonné « il est venu à bout de surmonter les teignes les plus opiniâtres, « parmi lesquelles il s'en est trouvé qui avaient résisté au traitement « des frères M.-Mahon. Il demande en conséquence au Ministre, « de vouloir bien le mettre à même de justifier ses assertions, en « faisant l'application de ses procédés en présence d'une Commis- « sion de médecins.

« C'est à l'occasion de ce dernier article de la lettre de M. Gon- « dret que le Ministre consulte l'Académie de médecine, et lui « demande si, avant d'émettre son avis sur le remède des sieurs « M.-Mahon, elle ne trouverait pas à propos, de faire des essais « avec la méthode de M. Gondret et de comparer ces deux procé- « dés sous le rapport de l'économie, de la facilité du traitement, « de la sûreté et de la promptitude de la guérison.

« Par cette demande, le Ministre est allé au-devant du vœu que « votre Commission avait déjà formé ; et ce vœu était une consé- « quence naturelle de l'attention qu'elle avait donnée à la première « question posée par le Ministre : le remède des frères M.-Mahon « est-il préférable aux autres moyens connus pour le traitement de « la teigne ? Il résultait aussi de ce qu'elle avait pu connaître des « effets qu'on avait obtenus.

« Je dois entrer ici dans quelques détails, non pour en déduire « relativement à ce remède des conclusions qui ne pourront vous « être soumises que plus tard, mais pour vous mettre à même « d'apprécier l'importance qu'il peut y avoir à hâter le jugement « définitif dont il doit être l'objet.

« Les sieurs M.-Mahon, suivant l'exemple de leur père, qui « était déjà en possession de traiter la teigne, avaient d'abord « employé le traitement ordinaire et reconnu alors pour le plus « sûr : l'avulsion des cheveux au moyen de la calotte.

« Appelés à reconnaître par leur expérience de chaque jour, les « inconvénients de cette pratique, ils s'appliquèrent à y remédier, « et ils parvinrent à la remplacer par un autre mode de traitement « d'une application facile et *exempt de toute douleur*.

« C'est celui qu'ils mettent en usage depuis 1807 dans les hôpi- « taux de Paris. Les principaux moyens dont il se compose et « dans lesquels consiste le secret des sieurs M.-Mahon, sont deux « pommades que je désignerai par les n°s 1 et 2. Après avoir « raccourci les cheveux à un pouce environ et fait tomber les « croûtes teigneuses à l'aide de corps gras ou de cataplasmes émol- « liens, on enduit, tous les soirs, les parties malades du cuir che- « velu avec la pommade n° 1. Au bout de huit ou dix jours « les cheveux qui recouvrent ces mêmes parties tombent d'eux- « mêmes sous le peigne, ou cèdent SANS DOULEUR à la plus légère « traction. Alors on applique n° 2. Pendant son usage les ulcères « teigneux se détergent, la tuméfaction et la rougeur du cuir che- « velu disparaissent peu à peu ; les cheveux que la première pom- « made avait fait tomber sont remplacés par de nouveaux cheveux « qui végètent avec force ; Enfin après un temps plus ou moins « long, dont la durée moyenne est de quatre à cinq mois, mais « qui, dans les teignes anciennes, peut se prolonger jusqu'à un ou « deux ans, la *guérison de la teigne est complète*.

« Je ne dois point parler ici des modifications que les sieurs

« M.-Mahon font subir à leur traitement, suivant les circonstances ; « des médicaments internes qu'ils lui associent dans un grand « nombre de cas. J'ajouterai seulement, qu'il est constaté *par des* « *pièces authentiques*, que ces moyens simples et qui semblent « rationnels ont guéri un grand nombre de teigneux à Paris, « Lyon, Rouen et dans plusieurs autres villes du royaume où les « frères M.-Mahon ont été appelés par les Conseils d'administra- « tion chargés du soin des hôpitaux.

« Pour nous en tenir aux résultats du traitement qui a eu lieu « à Paris dans divers hôpitaux et au Bureau central d'admission ; « nous trouvons que depuis le 1er janvier 1807 jusqu'au 31 décembre « 1827, c'est-à-dire *dans un espace de 21 ans, 20,782 teigneux* « soumis au traitement *ont été reconnus radicalement guéris*.

« Ce nombre relevé sur les registres tenus à l'Administration « des Hospices est établi de manière à ne laisser lieu à aucun « doute ; et il est difficile d'en concevoir davantage sur la réalité « des guérisons. En effet, d'après l'accord fait avec les sieurs « M.-Mahon, ils doivent recevoir une somme déterminée par tête « de teigneux guéri ; et, en conséquence, toutes les précautions « ont été prises pour que le nombre de teigneux réellement guéris « soit exactement déterminé. Un médecin, chargé par l'Adminis- « tration de surveiller le traitement et d'en constater les résultats, « veille à ce que les récidives qui, du reste, sont en petit nombre « et qui souvent viennent de ce que les malades cessent trop tôt « de suivre le traitement, ne fassent pas un double emploi. Il est « tenu, en outre, d'exiger que le malade déclaré guéri se présente « trois fois à la visite dans l'espace de trois mois, et de n'inscrire « comme définitives et donnant lieu au paîement de la somme « convenue, que les guérisons qui se sont maintenues pendant « ces délais.

« Certainement ces précautions doivent rendre très-difficile « toute erreur importante ; et l'on peut regarder comme constant « que depuis vingt et un ans, mille teigneux environ, terme moyen, « ont été guéris chaque année, à Paris seulement, par le procédé « des sieurs M.-Mahon.

« Après des épreuves aussi longues, aussi multipliées, aussi cons- « tantes dans leur résultat, il est peut-être superflu de soumettre « à de nouveaux essais le remède des sieurs M.-Mahon. On peut « admettre que ce remède est utile, qu'il est d'une application

« facile et, de plus, très-économique. A la vérité cela ne suffit pas « encore pour que le Gouvernement puisse être invité à en faire « l'acquisition; il faut de plus établir, aux termes du décret « du 18 août 1810, qu'il est nouveau et qu'il ne renferme aucune « substance dont l'usage puisse être dangereux. Et il est évident « que ces conditions ne peuvent être remplies qu'autant que la « composition du remède sera parfaitement connue. Votre Com- « mission n'a donc pu partager l'avis du Ministre qui, dans la « lettre qu'il a adressée à l'Académie le 21 février dernier suppose « que, l'un des sieurs M.-Mahon étant médecin, on ne peut l'em- « pêcher d'administrer lui-même son remède, ni exiger la com- « munication de la recette. Le droit est incontestable, tant que « les sieurs M.-Mahon, tous deux officiers de santé, se bornent en « effet à appliquer eux-mêmes leur remède.

« Mais du moment où, se plaçant dans la position particulière « prévue par le décret du 18 août 1810, ils proposent au Gouver- « nement d'en faire l'acquisition, ils doivent alors remplir la con- « dition imposée par le même décret, et donner communication « de leur formule. Le décret précité n'admet aucune exception, « parce que dans aucune circonstance le Gouvernement ne peut « être mis daus le cas d'acheter ce qu'il ne connaît pas, ni être « exposé à faire des frais plus ou moins considérables, pour pro- « curer la publicité de ce qui est peut être connu depuis longtemps.

« Il est donc indispensable, que les frères M.-Mahon communi- « quent leur formule, avant que votre Commission puisse vous « soumettre des conclusions définitives sur le mode du traitement « qu'ils emploient contre la teigne. Mais il ne paraît pas urgent « de réclamer cette communication; puisqu'il convient de répondre « d'abord à la question que M. le Ministre a adressée à l'Académie, « à l'occasion des demandes qui lui ont été faites par M. Gondret.

« Votre Commission a pensé que l'Académie ne pouvait hésiter « d'entrer dans les vues de son Excellence, et qu'il y avait lieu, pour « éclairer le jugement qu'elle est appelée à porter sur le remède « des sieurs M.-Mahon, non-seulement de faire des essais com- « paratifs avec les moyens proposés par M. Gondret, mais de les « rapprocher de ceux qui ont déjà dû être commencés avec un « autre remède proposé, il y a longtemps, par le sieur Perdreaux; « et même, d'essayer concurremment plusieurs autres moyens qui « ont été indiqués comme curatifs, et dont l'efficacité n'a pas été

« constatée d'une manière assez précise. En effet, depuis que les « sieurs M.-Mahon sont en possession de traiter la teigne dans « les hôpitaux de Paris, les autres modes de traitement ont été « à peu près abandonnés ; et votre Commission a dû se demander « si les succès qu'ils ont obtenus ne doivent pas être attribués « aux circonstances qui les ont mis à même de pratiquer leur pro- « cédé sur une très-grande échelle ; circonstance dont ils ont « profité avec une activité, une persévérance dignes d'éloges ; et « si d'autres moyens connus, favorisés par les mêmes circons- « tances, n'auraient pas eu des résultats semblables.

« Nous croyons devoir faire remarquer ici que nous n'infirmons « en rien ce que nous avons dit plus haut à l'avantage des sieurs « M.-Mahon. Quel que soit le résultat de l'examen que nous pro- « voquons, ils auront toujours *rendu un très-grand service* en con- « tribuant efficacement à la suppression du traitement par la « calotte, qui, malheureusement n'est pas entièrement abandonné; « leur pratique n'aura pas même été *sans utilité pour la science,* « comme nous espérons le montrer dans le rapport définitif dont « elle sera l'objet ; ils auront surtout *bien mérité de l'Administra- « tion des Hospices*, en lui rendant facile la suppression du traite- « ment interne de la teigne dans les hôpitaux de Paris, et la « mettant par là, dans le cas *d'obtenir une économie très-considé- « rable.* CES TITRES PEUVENT DÉJA LEUR DONNER DES DROITS A LA « MUNIFICENCE DU GOUVERNEMENT. Mais il s'agit maintenant d'ap- « précier exactement, et comparativement aux autres moyens « connus, l'efficacité thérapeutique de leur mode de traitement ; « et cette appréciation ne peut être obtenue que par les essais « dont nous venons de parler et par lesquels nous vous proposons « de demander au Ministre d'en favoriser l'exécution.

« Il n'est pas question d'établir, dans un ou plusieurs hôpitaux, « un traitement interne de teigneux. Un pareil projet éprouve- « rait de la part des Administrateurs des Hospices, des objections « fondées, comme cela est déjà arrivé en 1812. La Commission « des remèdes secrets déjà chargée à cette époque d'examiner le « traitement des sieurs M.-Mahon, avait exprimé le vœu que 24 lits « de l'Hôpital Saint-Louis fussent mis à sa disposition pour y rece- « voir des teigneux et faire des expériences comparatives. Le « Ministre en fit la demande au Conseil général des Hospices, « mais celui-ci représenta que ces expériences entraîneraient une

« dépense considérable à raison du long séjour que les malades « seraient obligés de faire dans l'hôpital; il rappela que divers « arrêtés avaient réglé la manière dont les teigneux devaient être « traités *hors des hôpitaux*, sans qu'aucun d'eux puisse y être « *admis pour cette seule maladie*; il fit valoir les motifs qui exi- « geaient le maintien de cette mesure également avantageuse et « pour les enfants qu'elle soustrait aux dangers de toute espèce « qui naissent pour eux d'un séjour prolongé dans les Hôpitaux ; « et pour l'Administration à laquelle elle procure une grande « économie. Ces raisons étaient solides; et la demande du Mi- « nistre n'eut pas de suite.

« Il n'y a pas de motifs de réitérer en ce moment une demande « semblable. Pour atteindre le but que nous devons nous proposer « il suffit que l'Académie puisse avoir à sa disposition, un certain « nombre de teigneux qui seraient réunis à des jours et à des « heures fixées dans un local convenable, où ils seraient traités « sous la direction et la surveillance d'une Commission nommée « par l'Académie.

« Comme il peut être à propos que le Conseil général des Hos- « pices intervienne par quelques dispositions pour procurer l'ac- « complissement facile de ces conditions, nous avons l'honneur « de vous soumettre comme conclusions du présent rapport les « deux propositions suivantes :

« 1° Que le Ministre soit prié de procurer à l'Académie les « moyens d'éprouver sur un certain nombre de teigneux les pro- « cédés de M. Gondret et plusieurs autres modes de traitement « indiqués contre la teigne.

« Que l'Académie désigne quelques-uns de ses membres pour « diriger ce traitement de manière à arriver à une appréciation « aussi exacte que possible de ces divers moyens, sous le rapport « de leur efficacité thérapeutique, de la facilité de leur application « et sous celui de l'économie qu'ils présentent, comparativement « entre eux et au procédé des sieurs M.-Mahon.

« Lu et adopté en séance générale le 1er juillet 1828.

Signé : PARISET.

POUR COPIE CONFORME :

Le Secrétaire perpétuel,

E. PARISET.

On semble oublier dans quelles conditions le traitement des Frères M.-Mahon a été adopté par les établissements hospitaliers, et par quels bienfaits il se recommandera toujours aux personnes qui prendront l'humanité pour règle et l'économie comme moyen.

De tout temps il a existé des traitements de la teigne. Mais, si l'on posait cette question à de savants praticiens dont l'Administration s'honore : « Voulez-vous traiter 1,000 teigneux par an?

Tous répondraient « nos infirmiers s'en chargeront », c'est ce qui s'est fait.

Après avoir voulu révolutionner la science médicale des affections cutanées, un habile médecin, ne ménageant pas plus ses confrères que la science, a fini par confier à *des infirmiers*, on pourrait dire des *tourmenteurs*, les malades qu'il envoyait autrefois au traitement des frères M.-Mahon.

Si l'on posait cette question :

« Votre traitement est-il douloureux ? »

En conscience, on répondrait :

« A l'hôpital il ne paraît pas douloureux, les salles d'épilation « ont leurs fenêtres closes; et dans les cas plus difficiles nous en- « dormons au chloroforme. »

Mais en ville il en est autrement :

« Oui, l'épilation est douloureuse, mais qu'importe? il faut guérir. »

Il ne se peut pas qu'après avoir été rejeté comme imparfait, coûteux, aussi barbare que la calotte et les bandelettes, l'Administration considère comme un progrès la réhabilitation d'un pareil traitement.

On voudrait abuser M. le Directeur général de l'Assistance publique par des manœuvres que nous n'hésitons pas à qualifier de coupables, et le corps médical, plus ou moins indifférent, par des articulations malveillantes.

Quel est donc le grand grief articulé contre nous? Ce sont des empiriques dit-on (les héritiers Mahon sont docteurs en médecine et pharmacien de 1re classe); soit, nous sommes des empiriques; mais le quinquina lui aussi, a été découvert par des empiriques; et qui donc aujourd'hui songe à faire au quinquina un reproche de son efficacité? etc., etc., etc.

Après nous avoir adressé les teigneux pendant longtemps, après avoir constaté nos guérisons, on vient dire que nous ne guérissons pas ; et voici comment on s'y prend :

Sur un chiffre considérable de malades, quelques-uns sont *détournés* de notre traitement, ou le quittent par incurie.

En se plaignant à chaque observation de l'inexactitude de ses propres malades, un habile praticien écrit :

A suivi le traitement Mahon.

« *Traité 2 ans par les Mahon.* »

Les Mahon ou leurs successeurs établissent des statistiques incroyables.

Sans songer que nous ne faisons que copier les registres officiels des Administrations !

Et enfin :

(Remarque sur les scrofulides bénignes page 120 du traité des affections parasitaires.)

« *Mais s'il en est ainsi, nous dira-t-on, pourquoi voit-on encore, ici,*
« *à côté de vous, des empiriques soutenir la concurrence dans le trai-*
« *tement de la teigne? parce que, j'ose à peine le dire, quelques-uns*
« *de mes collègues envoient tous les jours au traitement des Mahon*
« *des enfants affectés non de teignes, mais d'impetigo scrofuleux et*
« *souvent d'impetigo pédiculaire.* »

Étouffez les cris de vos malades, mais respectez la vérité!!

Si les questions de doctrine médicale intéressent plus spécialement les médecins, et parmi eux quelques-uns seulement, il n'en est pas de même croyons-nous, de la question d'humanité et d'économie; et nous pensons que l'Administration de l'Assistance publique la prendra en sérieuse considération dans les réformes projetées pour l'organisation du traitement des teigneux; et que les garanties de savoir, de *quelque manière qu'elles s'obtiennent*, doivent être sa règle pour confier un service.

Nombre des Teigneux guéris chaque année par notre méthod depuis 1807 jusqu'à la fin de 1828, dans les hôpitaux civ de Paris.

ANNÉES	BUREAU CENTRAL	HOPITAL St-LOUIS (Externes)	TOTAL des EXTERNES	HOPITAL St-LOUIS (Internes)	HOPITAL des ENFANTS	TOTAL des INTERNES
1807	488	247	735	37	151	188
1808	471	234	705	23	194	217
1809	435	236	671	38	146	184
1810	575	123	698	42	220	262
1811	642	*	642		220	220
1812	485	232	717	32	78	110
1813	447	168	615	33	204	237
1814	297	158	455	79	118	197
1815	288	252	540	52	100	152
1816	403	343	746	59	83	142
1817	484	448	932	53	143	196
1818	470	424	894	27	109	136
1819	594	476	1.070	43	107	150
1820	848	592	1.440	26	116	142
1821	662	511	1.173	»	150	150
1822	718	580	1.298	»	110	110
1823	805	569	1.374	99	162	261
1824	793	497	1.290	»	88	88
1825	836	498	1.334	»	122	122
1826	838	540	1.378	89	128	217
1827	922	555	1.477	»	99	99
1828	932	586	1.518	»	87	87
	13.433	8.269	21.702	732	2.935	3.667

Récapitulation.

Au Bureau central, externes . . .	13.433
A l'Hôpital Saint-Louis, externes .	8.269
Id. internes .	732
A l'Hôpital des enfants, id. . .	2.935
Total. . . .	25.369

* Le registre de l'année 1811 manque pour l'hôpital Saint-Louis.

Relevé du nombre des Teigneux qui n'ont pas été guéris pour le compte des hôpitaux de Paris.

Militaires traités au Val-de-Grâce		184
Hôpitaux	de Lyon	1.294
	de Rouen	4.038
	de Dieppe	1.686
	d'Elbeuf	800
	de Louviers*	101
Pratique particulière		2.247
	Total	14.350
Hôpitaux civils de Paris		25.369
	Total général	39.719

RÉCAPITULATION GÉNÉRALE

De 1807 à 1828	39.719
De 1829 à 1851	32.302
De 1852 à 1868	12.289
Total	84.310

Sur ce chiffre de 39,719 seulement, comme chaque malade a été inscrit avec la désignation de l'espèce de teigne dont il cherchait la guérison, nous avons pu nous assurer quelle était la proportion de chaque espèce comparativement à chacune des autres. Nous avons trouvé :

Teignes faveuses	29,617
Teignes granulées	4,477
Teignes muqueuses	3,130
Teignes furfuracées	2,286
Teignes amiantacées	112
Teignes tondantes	97

Ainsi sur cent teignes, il s'en trouve 75 faveuses, 11 granulées, 7 muqueuses, 6 furfuracées; et l'on ne rencontre que 2 ou 3 amiantacées et tondantes sur mille.

* Ce n'est que depuis quelques années que nous sommes chargés du traitement de la teigne dans les hôpitaux de ces dernières villes.

PIÈCES

Adressées à M. le Sénateur Baron HAUSSMANN, Préfet de la Seine

ET A

M. le Directeur général de l'Assistance publique

SOMMAIRE

Les teigneux guéris ou non guéris aux hôpitaux de Bicêtre, de la Salpêtrière et de la Pitié, coûtaient par individu, avant 1807, 1,210 fr. 14 c.

Par la méthode des frères Mahon, et en seize années d'expérience, de 1807 à 1823, la guérison est réduite à 9 fr. 65 c.

De 1807 à 1828, l'Administration aurait dépensé par l'ancienne méthode, 30,700,041 fr. 66 c.

La guérison pour chaque malade est descendue par la méthode des frères Mahon, à 7 fr. 78 c.

Elle n'a dépensé que 197,370 fr. 90 c. et les honoraires annuels sont restés les mêmes!

De 1807 à 1852, l'Administration aurait dépensé par l'ancienne méthode, 54,564,002 fr. 50 c.

Elle n'a dépensé par la méthode des frères Mahon que 304,530 fr.

La guérison de chaque individu est descendue à 5 fr. 44 c., et les honoraires annuels sont restés les mêmes.

Demande d'un service pour le traitement de la teigne à établir à l'hôpital Beaujon. — Plan.

2,318,768 fr. 64 c. inutilement dépensés pour chercher une méthode toute trouvée de traiter la teigne.

Le total des guérisons des teigneux, par la méthode des frères Mahon, en France et à l'étranger, de 1806 à 1852, s'élève à 72,714 individus.

Extrait du rapport de l'Académie de médecine, 1er juillet 1828.

Nécessité d'autoriser la famille Mahon à ordonner des bains aux malades teigneux.

Qualité de la famille des frères Mahon.

Honoraires annuels.

45,089 teigneux guéris pour le compte des hôpitaux de Paris.

Usage du sirop des frères M.-Mahon.

Comparaison des divers traitements de la teigne, à l'hôpital Saint-Louis.

Dépensé infructueusement 5,124 fr. ! ! ! *non guéris.*

La méthode des frères M.-Mahon a dépensé 62 fr. 24 c., *guéris.*

M. Gillette, hôpital des Enfants, dépensé infructueusement pour deux malades, 637 fr., *non guéris.*

M.-Mahon frères ont guéri trente-deux jeunes filles des Saints-Anges qui n'ont coûté que 312 fr., *guéries.*

Torture de l'épilation avec pinces désapprouvée par Alibert. (Système Bazin et consorts.)

Trois jours consécutifs d'épilation de deux heures chacune ; soit six heures.

L'un des frères M.-Mahon a mis 316 heures et fait 600 lieues pour guérir 705 malades.

Si le système Bazin et consorts avait eu à soigner 705 malades, il eût fallu 4,230 heures ou des séances de 27 heures.

Lit n° 3, salle Sainte-Foy, 9 jours d'épilation de 2 heures chacune, soit 18 heures.

Il faudrait, d'après ce système, 12,690 heures ou des séances de 81 heures 33 minutes ! ! !

B[in] Lefebvre à Saint-Quentin, rendu idiot par l'épilation avec pinces dans la maison de la femme Edan, rue Ménilmontant. (Système Bazin et consorts.)

En 1852. — 693 malades guéris par la méthode M.-Mahon frères, en 312 heures.

D'après le système Bazin et consorts, il eût fallu 4,158 heures !

La poudre n° 3 n'a jamais pu être analysée, ni par le regrettable Orfila, ni par personne.

32 sortes de médicaments ou machines !

3 infirmiers sans nécessité !

Citation controuvée par le docteur Cazenave.

Rectifiée par M.-Mahon.

A Monsieur le Préfet de la Seine et à Monsieur le Directeur général de l'Assistance publique, à Paris.

Paris, 15 décembre 1853.

Le traitement de la teigne des hôpitaux de Paris a donné et peut donner lieu à des dépenses énormes. Vous en serez effrayé, Monsieur le Directeur général, en jetant les yeux sur les chiffres que nous allons avoir l'occasion de vous soumettre. Vous apprécierez avec intérêt et bienveillance une méthode éprouvée depuis quarante-huit ans, quelles que soient la jalousie et l'envie qu'elle puisse exciter, en considérant l'immense quantité de malades qu'elle a délivrés d'une affection pénible, et l'économie qu'elle apporte dans les dépenses municipales.

Le traitement auquel l'expérience avait fait accorder le mérite de guérir quelquefois la teigne était l'atroce supplice de la calotte, traitement qui exigeait la présence des malades dans les hôpitaux. D'après le relevé fait avec le plus grand soin, il a été constaté qu'il avait été admis dans les trois hospices « de Bicêtre, de la « Salpêtrière et de la Pitié, dans l'espace de sept années, 2,029 in- « dividus; qu'il n'en était sorti que 927, et qu'il en restait, le « dernier jour des sept années, 1,102. Les 2,029 malades avaient « séjourné dans les hospices un million neuf cent soixante-deux « mille trois cent soixante-treize jours. »

« D'après le calcul des dépenses des hospices pendant cette période, la journée des malades traités s'élevait à 1 fr. 25 c., ce qui a porté la dépense des 2,029 individus à deux millions quatre cent cinquante-deux mille neuf cent soixante-six francs vingt-cinq centimes. La dépense proportionnelle, pour chaque individu, a été de 1,210 fr. 14 c., guéri ou non. »

« En opposant à ce relevé celui des sept premières années du traitement des frères Mahon, on a trouvé 4,747 malades, dont 3,170 guéris. Les 1,577 restés en traitement ont été guéris après cette époque. On nous a alloué 30,618 fr. pour les 3,170 malades qui étaient guéris, ce qui donne proportionnellement 9 fr. 65 c. pour chaque individu guéri. »

« Ainsi, la comparaison de ces deux périodes de sept années

donne en faveur de notre méthode une économie de 2,422,348 fr., quoique dans la première il n'y eût eu que 927 malades de sortis, tandis que dans la seconde il y en avait de constatés guéris 3,170, c'est-à-dire un nombre quadruple. »

En calculant ensuite d'après ces bases, on pourra apprécier les économies énormes que notre traitement a apportées dans cette partie du service des hôpitaux.

« Un rapport présenté au Conseil général de l'Administration de Paris, en juin 1824, constate que nous avions guéri pour le compte des hospices, à cette époque, 11,185 malades; il nous a été donné pour les seize années, à compter du 1er janvier 1807 jusqu'au 1er janvier 1823, 87,029 fr. »

Le nombre des malades qui se présentent depuis qu'ils ne sont plus repoussés par l'effroi de la calotte a augmenté d'année en année, et les honoraires annuels sont restés les mêmes; de sorte que la dépense proportionnelle pour chaque malade descendit à 7 fr. 78 c. Si l'on multiplie le nombre de 11,185 teigneux constatés guéris par la méthode des frères Mahon, par la dépense proportionnelle de l'ancien traitement, qui ne les aurait pas guéris, puisque, sur 2,029 individus, il en était resté 1,120 (les autres étaient sortis, rien ne constate qu'ils étaient guéris), on trouve la somme de 13,536,485 fr. 90 c.

De 1807 à 1828, le nombre des malades guéris pour le compte des hôpitaux de Paris s'est élevé à 25,639 *. Ce nombre, multiplié par le même dividende proportionnel, donnerait une somme de 30,700,041 fr. 66 c. Le total de ce qui nous a été alloué de 1807 à 1828 ne s'élève qu'à 197,370 fr. 90 c.

De 1829 à 1852 (24 ans), le nombre des teigneux guéris par la méthode des frères Mahon s'est élevé à 19,720 individus, qui n'ont coûté à l'administration des hôpitaux de Paris que 107,160 fr., soit par individu, 5 fr. 44 c., au lieu de 1,210 fr. 14 c. Ce qui aurait encore produit une dépense de. . . 23,863,960 fr. 80 c.
En ajoutant l'économie de 1807 à 1828 à ce chiffre, s'élevant à. 30,700,041 66

on obtient une somme de**. . . . . . . 54,564,002 fr. 46 c.

* 25,639 malades guéris.

** 54,564,002 fr. 46 c. d'économie.

Et le total de ce qui nous a été alloué depuis 1829 jusqu'à 1852 (24 ans) ne n'est élevé par année qu'à 4,465 fr. Il est vrai qu'un des héritiers, Mahon jeune, l'écrivain de ces lignes, et un des héritiers Mahon aîné ne reçoivent pour toute rémunération que la prime de 3 fr. par guérison constatée. Cette constatation, Monsieur le Directeur général, étant réservée à des médecins, il en est plusieurs dont la malveillance envers nous est notoire et parvient à nous priver de ce qui nous est dû.

On juge d'un seul coup d'œil l'immense amélioration financière que ce simple changement de traitement a apportée dans les dépenses des hôpitaux de Paris. De deux choses l'une : ou l'on aurait traité ces 45,089 teigneux, et la dépense eût été du chiffre énorme que nous avons trouvé; ou, si cette dépense avait dépassé les facultés des hôpitaux, les malheureux qui ont été traités par la famille Mahon n'eussent pas reçu en aussi grand nombre les bienfaits de l'assistance publique.

Il doit être évident pour vous, Monsieur le Directeur général, que la méthode qui a obtenu de tels avantages mérite d'être maintenue et encouragée; il est impossible d'en trouver une qui soit moins coûteuse, plus expéditive et plus convenable aux malades, qui n'en éprouvent aucune incommodité ni aucune souffrance.

Il n'entre pas dans notre intention, Monsieur le Directeur général, de critiquer les essais qui ne cessent d'être tentés dans les hôpitaux pour trouver une méthode toute trouvée, ou pour en introduire une autre très-douloureuse et beaucoup plus dispendieuse; nous voulons seulement faire remarquer que ces essais coûtent cher à l'Administration.

Ainsi, la famille Mahon frères, pour guérir aux hôpitaux de Paris, de 1829 à 1852, 19,720 individus, n'ont fait dépenser que :

Prime à 3 fr.	59,160 fr.
Des quatre membres de la famille Mahon, deux seulement reçoivent, pour honoraires fixes, 1,000 fr. chacun, 24 ans.	48,000
Total.	107,160 fr.

Tandis qu'il a été dépensé, depuis que l'Académie de médecine écrivait à M. le Ministre de l'Intérieur, le 1er juillet 1828 :

. . . .

« Certainement ces précautions doivent rendre très-difficile toute

« erreur importante, et l'on peut regarder comme constant que « depuis 21 ans, mille teigneux, terme moyen, ont été guéris « chaque année à Paris seulement par le procédé des sieurs « Mahon. »

« Après des épreuves aussi longues, aussi multipliées, aussi « constantes, dans leurs résultats, il est peut-être superflu de sou- « mettre à de nouveaux essais le remède des sieurs Mahon. On « peut admettre que ce remède est utile, qu'il est d'une applica- « cation facile, et de plus, très-économique. »

En 1828 aussi, les docteurs : Gondret et Perdreaux disaient, affirmaient, qu'ils avaient une méthode propre à guérir les teigneux; vérification faite, il fut reconnu qu'il n'en était rien.

Tandis qu'il a été dépensé, avons-nous dit, par l'Administration des hôpitaux de Paris, de 1829 à 1852 (24 ans) pour essais infructueux :

108 lits occupés à l'hôpital des Enfants à 654 f. 69 c. l'an.		70,706 52
à multiplier par		24
		282 826 08
		1 414 130 40
Total : un million six cent quatre-vingt-seize mille neuf cent cinquante-six francs quarante-huit cent.		1,696,956 48
36 teigneux internes, sans nécessité, à l'hôpital Saint-Louis, à 654 fr. 69 c. l'an font. .	23,568 84	
2 infirmiers, salle St-Prosper, à 180.	360 »	
1 infirmier, salle Saint-Laurent. . .	180 »	
Nourris, logés, etc., à 600 fr. l'an. .	1,800 »	
Multiplier 24 ans par	25,908 84	
Produisent		621,812 16
Plus de deux millions ! ! !		2,318,768 64

Il résulte de tout ce qui précède que tous les membres de la famille des frères Mahon qui ont mis en pratique le procédé pour le traitement de la teigne dans les hôpitaux de Paris, ont bien mérité de l'humanité et de l'Administration, et qu'une demande de leur part doit avoir chance d'être accueillie favorablement.

Nous croyons que quelques changements dans ce qui existe seraient convenables. S'il n'est pas possible de supprimer entièrement les tentatives qui sont faites à l'hôpital des Enfants et à l'hôpital Saint-Louis, pour résoudre un problème tout résolu, ou introduire un genre de pansement très-douloureux et beaucoup plus dispendieux, il y aurait économie de les réduire à un petit nombre de malades par salle.

Il conviendrait de supprimer le traitement de l'hôpital Saint-Antoine, ne réunissant pas au delà de 15 malades par an, et de rétablir celui qui a existé quelque temps à l'hôpital Beaujon. M. Hannosset, ancien directeur, consulté, pourrait, du moins nous le pensons, fournir quelques renseignements sur l'utilité de ce service. Il y aurait ainsi quatre points principaux : Bureau central, Saint-Louis, Beaujon et l'hôpital des Enfants.

Nous avons l'honneur, Monsieur le Directeur général, de joindre à nos observations un plan de Paris où sont indiqués les quatre siéges dans lesquels resterait établi le traitement externe de la teigne; vous verrez d'un seul coup d'œil à quels arrondissements et à quelles communes extra-muros convient chacun de ces siéges.

Pour que le service soit commodément et sûrement fait dans chacun des lieux indiqués, il faut qu'il y ait une personne affectée spécialement à chacun. Ainsi :

1° M. Vaconsin, gendre de Mahon jeune, resterait au Bureau central, pour les 7e, 8e et 9e arrondissements, avec honoraires de 1,000 francs.

2° M. Mignot-Mahon, deuxième gendre de Mahon jeune, à l'hôpital Saint-Louis, pour les 4e, 5e et 6e arrondissements, avec honoraires de 1,000 francs.

3° A l'hôpital Beaujon, il y avait un pansement, dans le temps; qu'il soit rétabli, S. V. P. dans l'intérêt des 1er, 2e et 3e arrondissements de Paris et les communes voisines qui prennent chaque jour plus d'importance; où serait nommé : M. H. Mignot-Mahon, neveu et petit-fils des frères Mahon, représentant par acte notarié, avec la veuve, du gendre Mahon aîné, avec honoraires de 1,000 fr.

4° M. Guilbert, deuxième gendre de Mahon aîné, resterait à

l'hôpital des Enfants, pour les 10e, 11e et 12e arrondissements, avec honoraires de 1,000 francs.

De sorte que les malades auraient moins de distance à parcourir pour se rendre aux pansements et perdraient moins de temps; l'exactitude serait plus grande et les guérisons plus promptes.

Et être autorisés à ordonner des bains aux teigneux; ce qui serait efficace et hâterait la guérison.

M. le docteur Bazin, médecin à l'hôpital Saint-Louis, dit dans sa brochure, page 86 :

« En se plaçant à un autre point de vue théorique et en suppo-
« sant le favus sécrété par les follicules sébacés, il faudra aussi
« après l'arrachement des cheveux, modifier la vitalité des folli-
« cules pour qu'ils ne reproduisent plus à l'avenir de matière
« faveuse. On remplit cette indication, dans le traitement des
« frères Mahon, par les onctions avec la pommade rose et le sirop
« dépuratif à l'intérieur, »

Vous le voyez, Monsieur le Directeur général, l'usage du sirop est très-ancien, et l'Administration ferait une bonne chose en en autorisant l'emploi.

EXTRAIT DES REGISTRES DE LA COMPTABILITÉ

COMPARAISON DES DIVERS TRAITEMENTS DE LA TEIGNE

A L'HOPITAL SAINT-LOUIS DE PARIS

Période	Médecin	N°	Malade	Fr.	Total
Du 13 octobre 1851 au 19 mai 1851.	M. **BAZIN**. . . .	N° 191.	Louis-Amédée Leroy, de Jeaucourt (Aisne), traité pendant 219 jours à 2 fr.	438 »	
Du 7 janvier 1851 au 19 mai 1852. .	Id.	N° 190.	J.-B. Moreau, à Fresne (Nord), traité pendant 498 jours à 2 fr. . .	996 »	1.434 »
Du 6 novembre 1751 au 17 mai 1852.	M. **CAZENAVE**.	N° 187.	Augustine Ponsard, au Mans (Sarthe), traitée pendant 193 jours à 2 fr.	386 »	
Du 4 avril 1851 au 17 mai 1852. . .	Id.	—	Virginie Truffaux, à Magny, traitée pendant 378 jours à 2 fr.	756 »	1.142 »
Du 30 avril 1851 au 26 mai 1752 . .	M. **GIBERT**. . .	N° 196.	Ernestine Mercier, à Grandvilliers, traitée pendant 383 jours à 2 fr..	766 »	
Du 30 avril 1851 au 26 mai 1852 . .	Id.	N° 197.	Antoinette Galatry, à Paris, traitée pendant 391 jours à 2 fr. . .	782 »	1.548 »
Du 17 juin 1852 au 2 février 1853. .	M. **DEVERGIE**. .	N° 15.	Doralis Forestier, d'Alais (Oise), traitée pendant 234 jours à 2 fr.	468 »	
	Id.	N° 40.	**Salle St-Thomas.** J. Bassuet, de Grandvilliers, traitée pendant 266 jours à 2 fr..	532 »	1.000 »
			Dépensé infructueusement : Total	Fr.	5.124 !!!

Ces 8 teigneux, guéris par l'application de la méthode des frères Mahon, n'ont coûté à l'administration des hôpitaux de Paris que 7 fr. 78 c. par individu GUÉRI, soit . . . . Fr. 62 24

18 mars 1853. . . . . Lit n° 3. **Salle Sainte-Foy.** — 9 jours d'épilation de 2 heures chacune (système Bazin).

L'honorable docteur indique dans sa brochure que 3 jours pour l'épilation de 2 heures chacune sont nécessaires pour le pansement préliminaire.

. . . .

---

32 jeunes filles ont été guéries par la méthode M.-Mahon frères, en 10 visites d'une heure chacune, soit 10 heures ; c'est-à-dire qu'il a fallu moitié moins de temps pour guérir 32 teigneux qu'il n'en faut à l'honorable Dr Bazin pour les préliminaires du pansement d'un seul teigneux.

---

10 juin au 6 décembre 1853. . . **M. GILLETTE,** de l'**Hôpital des Enfants** :

		N° 30. Constance Tiallie, de la maison des Saints-Anges, traitée pendant 175 jours, à 1 fr. 79	313 25	Non guérie.
1852 au 11 mai 1853	Id.	N° 54 (de l'Hôpital St-Louis). Ernestine Petibon, traitée pendant 150 jours à 1 fr. 79.	268 50	
				637 »

Les 32 jeunes filles de la maison des Saints-Anges sont guéries et n'ont coûté que. . . . . Fr. 312 »

Un des héritiers des Mahon a eu à soigner, en 1853, 705 malades. Il ne lui a fallu de temps pour traiter ces malades que :

Dans l'Aube, en mai et novembre, 12 jours, de 8 à 10 heures du matin	94 malades.	24 heures.
Dans l'Aisne, en septembre et novembre, 12 jours, de 8 à 12 heures.	295 »	48 »
Dans la Seine-Inférieure, en juin, octobre et novembre, 18 jours, de 8 à 10 heures	130 »	36 »
Dans la Seine, à l'hôpital Saint-Louis, deux fois par semaine; d'une heure	124 »	104 »
Les consultations particulières ne nécessitent jamais au delà d'une heure chacune	62 »	104 »
Total : trois cent seize heures.	705 »	316 »

Si Mme Edan, Deffis, deux infirmiers et l'honorable M. Bazin qui entraînent l'Administration dans de grandes dépenses, avaient eu à panser les 705 malades précités à 6 heures de pansement préliminaire chacun, soit 4,230 heures; comment auraient-ils fait? Il leur faudrait pour chaque pansement des mardis, jeudis et samedis à l'hôpital Saint-Louis, des séances de 27 heures!!!

. . . .

Et si l'on calcule d'après le malade du lit n° 3 de la salle Sainte-Foy, où il a fallu 9 jours d'épilation de 2 heures chacune, soit 18 heures; il faudrait d'après ce système, 12,690 heures, ou des séances de 81 heures 33!!!!

. . . .

Nous n'avons pas encore eu occasion de connaître des individus guéris par la méthode femme Edan, Deffis, deux infirmiers et M. Bazin; mais nous affirmons et l'on peut s'en assurer en écrivant à Saint-Quentin, que B[in] Lefebvre est resté pendant plus de six mois, soumis au supplice de l'épilation avec pinces, chez la femme Edan, rue Ménilmontant, et que ce pauvre enfant a été rendu à ses parents, idiot.

Les demoiselles Flicoteaux (Maria), âgée de 10 ans, et Claire, âgée de 9 ans, faubourg Saint-Antoine, 43, traitées à Saint-Louis, par les mêmes, n'ont pu être guéries. Ces trois malades suivent le traitement des frères Mahon.

. . . .

« Que signifie la torture de l'épilation pratiquée encore dans « quelques lieux de l'Italie et de l'Angleterre? Ce genre de médi- « cation est tout aussi barbare que celui de la *calotte*. Arracher les « cheveux un à un, avec des pinces, et sur une surface plus ou « moins étendue; ensanglanter la tête à chaque instant par la « plus douloureuse des mutilations est un acte odieux qui rappelle « le supplice de ces anciens martyrs de la foi qu'on faisait mourir « à petit feu, etc. »

(ALIBERT, *Monographie des Dermatoses*, 2e édition, p. 320.)

« Il suffit pour les têtes les plus malades de trois séances de deux heures chacune (page 82, docteur Bazin), ce qui peut se faire parfaitement, sans fatigue pour le sujet, en trois jours consécutifs. »

Et cependant *en 1853, mars 18,* lit n° 3, salle Sainte-Foy; 9 jours d'épilation de 2 heures chacune, soit 18 heures; torturant le malade qui a beaucoup pleuré à l'hôpital Saint-Louis, ont été nécessaires au système femme Edan, Deffis, deux infirmiers et M. Bazin, pour le pansement préliminaire de cette jeune fille, qui n'est pas guérie depuis plus de huit mois.

Il a été pansé par l'un des héritiers des Mahon :

AUBE.	Hôtel-Dieu de Troyes.	72	individus.
»	Malades de la ville	22	»
AISNE	Hôtel-Dieu de Saint-Quentin.	261	»
»	Malades du département.	45	»
SEINE-INFÉRIEURE.	Hôtel-Dieu de Rouen	102	»
»	Malades du département.	34	»
SEINE.	Hôpital Saint-Louis	124	»
»	Hôpital Saint-Antoine.	»	»
»	Hôpital des Enfants.	»	»
»	Bureau central.	»	»
Cabinet des frères M.-Mahon, rue Saint-Honoré, 408	.	62	»
		705	»

« Les frères Mahon dont l'autorité doit être d'un certain poids, puisqu'ils sont, sans contredit, les hommes d'Europe qui ont visité et guéri le plus de teigneux. »

(Alibert, *Monographie des Dermatoses*, p. 464.)

Le docteur Alibert a eu raison d'imprimer que la torture de l'épilation avec pinces qui ensanglante la tête par la plus douloureuse des mutilations est un acte odieux. L'honorable médecin de l'hôpital Saint-Louis de Paris, en gardant les malades pendant trois séances de 2 heures chacune, soit un supplice de 6 heures, n'a pas fait une découverte à laquelle les praticiens qui s'occupent consciencieusement de l'art de la médecine doivent avoir recours.

On voit que l'honorable docteur qui a obtenu la faveur de l'Administration des hôpitaux pour établir un service d'abord interne, constituant une dépense de 50 fr. par jour, et ensuite externe, si cet état se prolongeait, ferait rétrograder le pansement, l'économie, etc. à 1805, époque où les teigneux revenaient à l'Administration, à 1,210 fr. 14 c., guéris ou non.

(*Recherches sur le siége et la nature des teignes*, par M. Mahon, p. 365.)

Il est vrai qu'au dernier pansement de l'honorable docteur de l'hôpital Saint-Louis, quatre personnes étaient occupées à panser douze de ces malheureux teigneux. . . . .

Comment ces praticiens auraient-ils fait si, en 1852, ainsi que cela résulte des registres de l'Administration des hospices de Paris, ils avaient eu à guérir 693 malades qui, à 6 heures de pansement préliminaire chacun, seulement, auraient produit 4,158 heures par leur méthode, soit un total de. . . . . . . heures. . 4,158

Il leur faudrait pour chaque pansement à l'hôpital Saint-Louis, des mardis, jeudis et samedis, des séances de 26 heures; tandis que les Mahon ont mis, non pas pour les panser seulement, mais pour les guérir (ils sont trois), 2 heures par semaine, soit 104 heures chacun; soit un total de. heures. 312

Différence de temps. 3,846

Nous pensons bien que la méthode de la femme Edan, Deffis, deux infirmiers et M. Bazin, n'a pas la prétention de guérir les malades dans les 6 heures de pansement préliminaire, puisque ce dernier dit dans sa brochure, page 89 :

« Si les cheveux que l'on juge à propos d'arracher tiennent « quelque peu, on fait deux fois par jour, pendant 4 ou 5 jours, « des frictions avec une pommade alcaline, ou mieux encore avec « l'huile de cade pure (et page 76) : si la chevelure est épaisse, si « les poils sont serrés, une seule épilation ne suffira pas, il en « faudra plusieurs. »

Ces difficultés très-grandes ont fait imprimer à M. Bazin, page 86 :

« Le traitement des frères Mahon guérit, sinon toutes les teignes, « du moins un très-grand nombre. (Les frères M.-Mahon guéris- « sent, sans exception aucune, *toutes les teignes;* ils le déclarent « formellement.) Il a, il faut le reconnaître, un immense avantage « sur la calotte et les autres méthodes épilatoires simples propo- « sées jusque-là (et page 87), il semble vraiment que les dermato- « logistes, hommes de science et médecins, aient été honteux « d'avouer qu'un traitement efficace du favus avait été trouvé en « dehors d'eux et par une personne étrangère aux sciences mé- « dicales. »

Ceci étant, les frères M.-Mahon se demandent s'il ne faudrait pas s'en tenir uniquement à leur méthode qui a eu de si grands avantages puisqu'elle guérit les individus sans leur faire éprouver aucune douleur, conservant les cheveux et ne dépassant pas une dépense par individu, de 6 francs.

M. Bazin dit avoir expérimenté avec les pommades et les poudres des frères M.-Mahon (une fois pour toutes les frères M.-Mahon déclarent n'avoir jamais confié à personne, leur poudre n° 3), l'honorable docteur, ni quiconque, n'a donc pu frictionner avec des pommades et des poudres épilatoires des frères M.-Mahon.

Les poudres n° 1 et 2, remises aux malades, ne sont efficaces qu'avec la poudre n° 3 dont les frères M.-Mahon font l'application *eux-mêmes*, et dans leur pommade qui n'a pu être analysée, ni par le regrettable Orfila, qui nous honorait de son amitié, ni par M. Debins, élève distingué de M. Pelouze, malgré l'assertion contraire émise par un médecin de Nancy; de là, évidemment encore une erreur de l'honorable M. Bazin.

Les Mahon regardent comme un véritable malheur public que des praticiens habiles, honorables, mais trop crédules pour les essais qu'ils font de guérir les teigneux, aient recours aux descriptions imprimées dans la plupart des ouvrages qui traitent de l'affection; c'est ainsi qu'ils ne peuvent que désapprouver qu'on ait recours à :

(SYSTÈME DE M. BAZIN)

1° Huile de cade. — Agent épilatoire.
2° Chaux vive, 2 grammes.
3° Soude de commerce, 2 grammes.
4° Axonge.
5° Orpiment.
6° Huile de noix d'acajou.
7° Liquide parasiticide sécrété.
8° Onguent Napolitain.
9° Bain sulfureux.
10° Lotion d'eau tiède pour faire plonger la tête.
11° Cataplasmes émollients.
12° Un infirmier.
13° La spatule de M. Lebert pour énucléer les croûtes.
14° Lotion parasiticide avec le solutum de sublimé.
15° Dissolution d'acétate de cuivre.
16° Épiler deux fois par jour, pendant 4 ou 5 jonrs.
17° Pommade alcaline pour frictions.
18° Pinces de 3, 4, 5, 6, 7, 8, soit 6 (saisissant 2, 4 et 6 et puis 12 à 15 cheveux, sans obtenir les poils follets (tous les enfants pleurent).
19° L'épilation se fait sans douleur.
20° Lotion d'eau savonneuse.
21° Imbibition parasiticide avec solutum de sublimé.
22° Épilation primitive de 3 ou 4 jours.
23° Lotion sur la tête avec dissolution de sublimé.
24° Onction avec de l'axonge (les jours suivants).
25° Acétate de cuivre et axonge.
26° Une épingle pour percer les pustules (récidive au bout de 3 à 6 semaines qui nécessite l'emploi de tout le pansement).
27° Encore une épingle.
28° Frictions d'huile de cade.
29° Abattre les cheveux.
30° Pansement soir et matin et surveillance incessante.
31° Une salle pour les teigneux en pansement.
32° Une salle pour les teigneux arrivant.

On voit à quelles complications la science a recours pour essayer de guérir la teigne et combien on s'éloigne des médicaments efficaces pour atteindre cette guérison.

Si nous n'avions à redouter l'impatience du lecteur, nous pourrions écrire des volumes de tout ce qui a été imprimé sur la méthode des frères Mahon, si admirable, si simple, si efficace, et sur la connaissance de leur procédé et des substances soi-disant employées par eux. C'est ainsi que l'honorable docteur Cazenave imprime aussi que : les frères Mahon n'auraient pas guéri un si grand nombre de teigneux s'ils n'avaient eu à traiter que des favus.

« Comme chaque malade est inscrit avec la désignation de l'es-
« pèce de teigne dont il cherchait la guérison, nous avons pu nous
« assurer quelle était la proportion de chaque espèce, comparati-
« vement à chacune des autres. »

Nous avons trouvé sur 39,719 guérisons :

29,617	favus	75 sur 100
4,477	granulées	11 id.
3,130	muqueuses	7 id.
2,286	furfuracées	6 id.
112	amiantacées	2 ou 3 sur mille.
97	tondantes	
39,719		

Nous avons signalé en 1828 ce qu'avait de contraire le langage de l'honorable docteur pensant que c'était une erreur involontaire de sa part, qu'il la rectifierait dans sa première publication ; mais dans son ouvrage de 1838, 3me édition, il laisse encore subsister ce qu'il a dit de contraire à la vérité.

Nous avons parlé de l'utilité d'être autorisés à ordonner des bains à certains malades. C'est ainsi que le besoin d'en prendre se révélant chez Joseph Taupin, âgé de 11 ans, atteint d'une teigne faveuse ; invité à aller trouver un des médecins de Saint-Louis, le matin à 8 heures, il s'est adressé, accompagné de sa mère, demeurant rue des Gravilliers, n° 72, pancarte 247, à l'honorable M. Hardy, le samedi 3 décembre, en disant innocemment : M. Mahon m'a dit que 6 bains me seraient nécessaires ; pourriez-vous me les faire donner ? l'honorable docteur a répondu : Je n'ai pas d'ordre à recevoir de M. Mahon. Et il a refusé les bains qu'on lui demandait.

Comme il faut en toute chose être vrai, nous ajouterons que mercredi, 7 décembre, Emilie Boudier âgée de 11 ans, atteinte d'un eczéma, demeurant rue Saint-Denis, 362, pancarte 89, malade envoyée à notre traitement par M. Hardy à qui même demande de 6 bains avait été faite, elle fut accordée en rudoyant l'enfant.

Quoique doutant de ce mauvais vouloir, nous croyons devoir en faire part à l'Administration pour qu'elle reconnaisse une fois de plus l'avantage qu'il y aurait pour les malades à autoriser les frères M.-Mahon à ordonner eux-mêmes des bains aux teigneux.

Étant sans qualité pour ordonner des bains dans des cas urgents, mais toujours avec une excessive réserve et économie pour l'Assistance publique, nous eûmes occasion dans un établissement de charité, où il y avait 30 teigneux, de prescrire trois bains pour chaque malade (tout en ayant parfaitement expliqué aux religieuses que nous n'avions aucun droit pour faire prendre ces bains à l'hôpital des Enfants). Deux religieuses pensèrent qu'il en était autrement ; elles se présentèrent dans cet hôpital où les bains furent refusés. M. Paul Dubois ayant écrit à M. le Directeur, les bains furent accordés. . . . .

Nous croyons devoir faire connaître à M. le Directeur que :

« En 1812, il avait été demandé que 24 lits de l'hôpital Saint-« Louis fussent mis à la disposition des expérimentateurs pour y « recevoir des teigneux et faire des expériences comparatives. Le « Ministre d'alors en fit la demande au Conseil général des Hos-« pices, mais celui-ci représenta que ces expériences entraîneraient « une dépense considérable en raison du long séjour que les ma-« lades seraient obligés de faire dans l'Hôpital. Il rappela que divers « arrêtés avaient réglé la manière dont les teigneux devaient être « traités hors des hôpitaux, sans qu'aucun d'eux pût y être admis « pour cette seule maladie. Il fit valoir les motifs qui exigeaient « le maintien de cette mesure également avantageuse et pour les « enfants qu'elle soustrait aux dangers de toute espèce qui naissent « pour eux d'un séjour prolongé dans les hôpitaux et pour l'Ad-« ministration à laquelle elle procure une grande économie. Ces « raisons étaient solides, et la demande du Ministre n'eut pas de « suite. »

. . . .

Les docteurs Gondret et Perdreaux disaient, affirmaient qu'ils avaient une méthode propre à guérir les teigneux. Vérification faite, il fut reconnu qu'il n'en était rien.

L'honorable docteur Bazin qui, bien certainement, mérite des éloges pour ses efforts constants à chercher une méthode toute trouvée, ou à en introduire une autre, n'importe laquelle, n'arrivera pas, du moins nous le pensons, à de meilleurs résultats que par la mise en pratique de la méthode des frères Mahon pour guérir les teigneux des hôpitaux de Paris n'excédant pas la dépense de six francs, pour chaque guérison; ainsi d'ailleurs qu'il l'a reconnu lui-même.

L'Administration des Hospices de Paris, en daignant nous confier le traitement spécial des exanthèmes teigneux, depuis 1806, nous a offert la possibilité de recueillir des observations mille fois répétées; il y aurait ingratitude de notre part à ne pas reconnaître cette vérité.

Les hôpitaux de Lyon, de Rouen, etc., ont imité ceux de Paris, les départements de l'Aube, de l'Aisne, du Loiret, du Nord, etc., font des essais et cherchent à négocier avec M.-Mahon frères, rue de la Pépinière, 84, afin d'établir un pansement pour la guérison de leurs teigneux.

L'expérience nous a servi de guide, Monsieur le Directeur général; qu'aurions-nous pu dire si nous n'avions pu l'acquérir? Nous devons donc beaucoup à la bienveillance qui nous a accueillis, et nous croyons ne pouvoir mieux y répondre que par l'accomplissement de tout notre devoir.

Des obstacles, des difficultés sans nombre auraient pu nous arrêter dans notre carrière; mais des hommes célèbres, avides des progrès de la science et du soulagement des malheureux se sont empressés de les aplanir; vous en agiriez de même, Monsieur le Directeur général, en accueillant favorablement les modifications précitées dans le service, et qui sont si nécessaires aux malheureux teigneux.

D'avance, daignez recevoir avec bonté l'expression de toute notre reconnaissance, et agréez, Monsieur le Directeur général, nos sentiments les plus respectueux.

N. B. . . . .

« MM. Mahon ont rendu un très-grand service en contribuant efficace-
« ment à la suppression du traitement par la calotte qui malheureusement,

« n'est pas entièrement abandonné. Leur pratique n'aura même pas été « sans utilité pour la science; ils auront surtout bien mérité de l'Administration des hospices, en lui rendant facile la suppression du traitement interne de la teigne dans les hôpitaux de Paris, et la mettant par « là dans le cas d'obtenir une économie très-considérable. Ces titres « peuvent déjà leur donner des droits à la munificence du Gouvernement, etc.

. . . .

(*Extrait du Rapport de l'Académie de médecine.*)

CONCLUSIONS

1° Que les traitements internes pour la guérison de la teigne soient supprimés.

Économie par an 100,000 fr.

2° Que les 4 pansements pour le traitement de la teigne soient établis :

Au Bureau central;
A l'Hôpital Saint-Louis;
A l'Hôpital Beaujon;
A l'Hôpital des Enfants;

Avec 1,000 fr., d'honoraires pour chaque service et les 3 fr. de prime.

3° Que les frères Mahon soient autorisés à ordonner des bains et des sirops aux malades.

4° Que le traitement si barbare de l'épilation avec pince, qualifié ainsi par Alibert, si judicieusement, soit supprimé.

5° Que toutes les teignes, que toutes les affections du cuir chevelu soient envoyées au pansement des frères Mahon, dans l'intérêt des promptes guérisons.

A Monsieur le Directeur général de l'Assistance publique de Paris.

1862.

Monsieur le Directeur général,

Vous nous avez témoigné le désir d'avoir quelques renseignements sur le traitement des *teignes*, par la méthode des frères M.-Mahon, qui n'est pas encore dans le domaine public, et dont nous faisons l'application, de père en fils, depuis 1806, dans les hôpitaux de Paris.

Les avantages de ce traitement ont été vivement sentis par les Administrateurs chargés de veiller aux intérêts des malheureux. Mais il ne nous a pas été possible de nous multiplier assez pour répondre aux demandes dont ils nous ont honorés. Depuis longtemps nous allons à Rouen, au Havre, à Elbeuf ; nous n'avons pu nous dispenser d'aller à Saint-Quentin, Arras, Calais, etc., pour répondre à la vive sollicitude des Administrations.

Les hôpitaux qui avaient été mis à portée d'apprécier les résultats de notre méthode de traitement avaient pensé que le Gouvernement, qui s'est rendu le tuteur des pauvres, s'empresserait de leur assurer à jamais le moyen de ménager les fonds destinés à soulager leurs misères, et de détruire cette maladie qui flétrit leur enfance, les éloigne des lieux où le travail et l'instruction peuvent leur fournir des préservatifs contre la démoralisation et le dénûment absolu. Les Administrateurs de ces établissements ont adressé plusieurs demandes au Ministère de l'Intérieur, pour obtenir qu'il fît entrer dans le domaine public, une méthode propre à mettre un terme à bien des maux et à de *grandes dépenses* souvent inutiles. M. le comte Lainé, lors qu'il était ministre de ce département nous a écrit directement à ce sujet, mais la mobilité du personnel de la haute administration a fait interrompre ce qui était commencé.

Sous le ministère de M. le comte de Corbières, cette proposition fut renouvelée ; mais de nouveaux changements dans l'Administration firent encore suspendre la réalisation de ce projet.

Nous ne craignons pas d'avancer que le *favus* n'était jamais guéri avant nous par aucun des procédés connus, surtout lorsqu'il avait dépassé un certain degré d'intensité qui le met à l'abri de l'épilation violente obtenue par la *calotte* ou quelques autres moyens analogues. Les médecins avaient été rebutés par les difficultés qu'il leur avait opposées; les procédés les plus efficaces étaient suivis d'inconvénients fâcheux. « Elle délaisse, dit le célèbre « Ambroise Paré, après cette cure, une dépilation et reproche aux « chirurgiens, et partant est laissée la cure aux empiriques et aux « femmes. »

Les raisons de cet abandon se sont évanouies avec le temps. Pourquoi cette affection serait-elle privée du zèle de ceux qui sont chargés de combattre les misères physiques de l'homme? Elle attaque tous les âges, toutes les classes, dans toutes les saisons et dans tous les lieux. Il est même des pays où elle est endémique. Ses suites peuvent devenir si funestes qu'elles doivent la faire placer au rang des affections les plus redoutables. Comme la vaccine, le moyen sûr d'arrêter les ravages du *favus* ne doit pas être indifférent à une bonne administration.

De nos jours, rien d'efficace, dans la médecine ordinaire n'a remplacé l'abominable *calotte*; et l'on peut malheureusement dire encore avec Alibert.

« Que signifie la torture de l'épilation pratiquée encore dans « quelques lieux de l'Italie et de l'Angleterre? Ce genre de médica- « tion est tout aussi barbare que celui de la calotte. Arracher les che- « veux, un à un, *avec des pinces*, et sur une surface plus ou moins « étendue; ensanglanter la tête à chaque instant par la plus dou- « loureuse des mutilations, est un acte odieux qui rappelle le sup- « plice de ces anciens martyrs de la foi qu'on faisait mourir à « petit feu. » . . . .

(ALIBERT. *Monographie des Dermatoses*, 2e édition, p. 320.)

Notre traitement, qui convient seul aux hôpitaux, puisqu'il exige peu de monde pour l'administrer à une foule de malades a été l'objet de plusieurs rapports, par les membres du Bureau central d'admission, au Conseil général en 1811, 1814 et 1815.

En 1828, l'Académie de médecine écrivait à M. le Ministre de l'Intérieur :

Rapport sur la lettre ministérielle du 16 avril 1828, relative au remède des frères M.-Mahon (Académie de médecine).

« Dans une de vos précédentes séances, vous avez jugé convenable de renvoyer à votre Commission des remèdes secrets, une lettre ministérielle relative au remède employé par les sieurs M.-Mahon dans le traitement des teignes et par laquelle le Ministre consultait l'Académie. »

. . . .

« Certainement ces précautions doivent rendre très-difficile toute erreur importante, et l'on peut regarder comme constant que MILLE TEIGNEUX ont été guéris chaque année à Paris seulement, par le procédé des sieurs M.-MAHON. Après des épreuves aussi longues, aussi multipliées, aussi constantes dans leur résultat, on peut admettre que ce remède est utile, qu'il est d'une application facile et, de plus, très-économique. . . .

« Les frères M.-MAHON ont rendu un très-grand service, en contribuant efficacement à la suppression du traitement par la calotte, qui malheureusement n'est pas entièrement abandonné; leur pratique n'aura pas même été sans utilité pour la science ; ils auront surtout bien mérité de l'administration des hospices, en lui rendant facile la suppression du traitement INTERNE de la teigne dans les hôpitaux de Paris, et la mettant par là dans le cas d'obtenir une *économie très-considérable*. Ces titres peuvent déjà leur donner des droits à la munificence du Gouvernement. »

(*Lu et adopté en séance générale.*)

La considération de la dépense est plus importante qu'on ne le pense, dans l'intérêt de l'administration financière. Vous pourrez en juger, Monsieur le Directeur général, en vous faisant communiquer un rapport présenté au Conseil général de l'Administration des hôpitaux, en janvier 1824.

Ce rapport avait pour but de démontrer au Conseil général la diminution d'une dépense considérable due à la sollicitude de l'Administration par l'adoption du *traitement externe de la teigne*, en remplacement de celui qui était en usage antérieurement aux hôpitaux de Bicêtre, de la Salpêtrière et de la Pitié, où il a été constaté, d'après un relevé fait avec le plus grand soin, qu'il avait été admis, dans l'espace de sept années, 2,029 individus; qu'il n'en était sorti que 927, et qu'il en restait, le dernier jour des sept années, 1,102. Les 2,029 malades avaient séjourné dans les hospices 1,962,373 jours.

D'après le calcul des dépenses des hospices pendant cette période, la journée des malades traités s'élevait à 1 fr. 25 c., ce qui a porté la dépense des 2,029 individus à 2,452,966 fr. 25 c. La dépense proportionnelle pour chaque individu a donc été de 1,210 fr. 14 c., *guéri ou non.*

En opposant à ce relevé celui des sept premières années du traitement des frères M.-Mahon, on a trouvé 4,747 malades, dont 3,170 malades *qui étaient guéris,* ce qui donne proportionnellement 9 fr. 65 c. pour chaque individu *guéri.*

En calculant ensuite d'après ces bases, on pourra apprécier les économies énormes que notre traitement a apportées dans cette partie du service des hôpitaux.

. . . .

. . . .

Si nous n'avons pas satisfait aux indications que, dans votre sollicitude pour les malheureux, vous avez paru attendre de nous, nous sommes constamment prêts à répondre aux questions que vous voudriez bien nous adresser; comme aussi, dans la mesure de nos forces, nous nous efforcerons toujours de venir en aide aux administrateurs éclairés qui se font un devoir de soulager réellement les classes souffrantes.

Nous avons l'honneur d'être respectueusement, de Monsieur le Directeur général, les très-humbles et bien dévoués serviteurs.

Signé : M.-MAHON F[res].

A Monsieur le Directeur général de l'Assistance publique.

Paris, 108, rue St-Honoré, 29 juin 1867.

MONSIEUR LE DIRECTEUR GÉNÉRAL,

Désireux de répondre à la confiance que nous a toujours témoignée l'Administration de l'Assistance publique depuis qu'elle nous a chargés du *traitement des teigneux* dans les hôpitaux de Paris, nous craignons qu'un silence plus prolongé de notre part ne contribue à laisser surprendre la croyance de cette Administration.

Nous faisons donc appel à votre sollicitude, Monsieur le Directeur général, en attirant votre attention sur ce traitement spécial.

Nous ne pouvons plus rester sourds aux plaintes réitérées des malades ou de leurs parents, victimes des essais malheureux faits pour remplacer cette méthode *si douce*, *si certaine* (appréciation de l'Académie de médecine, consultée par M. le Ministre de l'Intérieur sur la valeur du traitement des frères M.-Mahon).

Le traitement que les pathologistes de l'hôpital Saint-Louis, des Enfants, etc., veulent opposer au nôtre a déjà produit le fâcheux résultat d'éloigner des hôpitaux les malades, contre l'instinct desquels les raisonnements et les promesses ont peu de prise.

Que l'on compare le petit nombre des malades qui consentent à se soumettre aux rigueurs du *traitement renouvelé de Samuël Plumbe,* au chiffre énorme de ceux qui étaient soignés par nous avant ces tristes expériences.

Que l'on ne dise pas que le nombre des teigneux a diminué à ce point. Sans doute, il a diminué, puisque nous avons été assez heureux pour en guérir plus de *quatre-vingt-six mille*; et, la *teigne* étant *contagieuse*, nous pouvons dire que quatre-vingt-six mille foyers de contagion ont disparu; mais le nombre croissant de nos malades particuliers nous dénote un simple déplacement.

Nous ne prétendons pas à une vaine philanthropie en soignant beaucoup de ces malades sans rétribution aucune; mais beaucoup aussi, par un amour-propre dont nous ne sommes pas juges, s'imposent des sacrifices que Monsieur le Directeur général de l'Assistance publique serait heureux et jaloux de leur éviter, si la connaissance de tous les faits pouvait lui parvenir.

Les instigateurs de la réhabilitation du *traitement par l'épilation avec pinces*, si bien qualifié par Alibert, nous paraissent avoir été guidés plutôt par une pensée personnelle que par l'intérêt des malades, et, nous ne craignons pas de le dire, par le respect qu'ils devaient à une grande administration.

Il ne suffit pas de *prétendre* que ce traitement n'est pas douloureux. Les faits sont là pour permettre d'apprécier la justesse de ces assertions.

Il faudrait ouvrir les fenêtres de la salle d'épilation de l'hôpital Saint-Louis !

Il faudrait étouffer les cris, les plaintes des malades et de leurs parents !

Il faudrait nier ce que nous citons. Entre autres :

Baron (Louis-Auguste), sergent de ville à Choisy-le-Roi,
ses trois fils : Arthur, 10 ans 1/2,
Georges, 10 — 1/2,
Émile, 7 —

admis en traitement *au service de M. Bazin*, le 14 septembre 1866, furent épilés et trouvèrent la *souffrance intolérable.* Le père en avait mal au cœur.

« Après l'épilation, le fils aîné présentait un gonflement considé-« rable du cuir chevelu ; il ne voulait plus retourner au panse-« ment, malgré des promessses et des complaisances pour acheter « sa résignation ; il préférait garder son mal. »

« J'ai dû, nous a dit le père, rester six heures d'horloge (*sic*) à « l'hôpital. Prenez en considération mon service ; mon chef, « M. Astier, commissaire de police à Choisy-le-Roi, nous adresse « à vous. »

(*Extrait d'une note prise le jour de l'entrée en traitement gratuit, à notre cabinet, le* 11 *septembre* 1866.)

Est-il besoin de dire que, sans avoir souffert, les enfants ont été guéris en trois et quatre mois ?

Il faudrait aussi *ne pas avoir besoin* de soumettre les malades aux *inhalations du chloroforme* pour leur éviter la souffrance de l'épilation.

« Mathilde Held, admise à l'hôpital des Enfants, salle Sainte-« Marthe, n° 28, le 26 mai 1864, pour y être traitée d'une teigne « tondante (M. Bouchut), *a été endormie par le chloroforme pour « être épilée.* Elle est restée à l'hôpital huit mois, et retirée, non « guérie, par la mère, qui demandait le traitement Mahon. L'en-« fant présentait alors deux plaques de *teigne faveuse* de 4 à 6 cen-« timètres de diamètre. »

Ces faits sont tenus secrets apparemment !

Si encore ces tortures étaient utiles ! mais que de malades nous reviennent après avoir été constatés guéris !

Nous ne voudrions pas multiplier les citations, cependant nous dirons encore que :

« Mardi, 19 juin 1867, Angèle Petit, restée trois ans et demi à « l'hôpital des Enfants, soignée tour à tour par MM. Bouchut, « Labric, Bucquoy, a demandé le traitement Mahon, qui lui a été « refusé ! »

Le corps médical, qui a été si longtemps favorable à notre traitement, pourrait témoigner encore de toute sa supériorité, et nous conserverons toujours un sentiment de gratitude envers MM. Rayer, Horteloup, Paul Dubois, Giroux de Buzaraingue, Cazenave, Devergie, Pelletan de Kinkelin, etc., qui nous ont rendu notre tâche moins pénible.

D'autres médecins, abusés par des publications laissées sans réponse, ont pu croire qu'un traitement sérieux était résulté des tentatives des pathologistes de Saint-Louis, Beaujon, etc., quand, au contraire, on était en présence d'un traitement déjà flétri plusieurs fois par des hommes dont la haute valeur médicale ne craint pas la comparaison avec les promoteurs du traitement que nous repoussons.

Loin de nous la pensée de demander aux hommes de science de s'arrêter dans la recherche de la vérité, mais jusqu'à ce jour les résultats sont si incomplets que, au nom de l'humanité, nous prions Monsieur le Directeur général de vouloir bien s'éclairer sur le point important que nous signalons à sa bonne administration.

Nous sommes munis du diplôme de docteur en médecine de la Faculté de Paris, et l'un de nous a, en outre, celui de pharmacien de 1re classe. Vous reconnaîtrez, Monsieur le Directeur général, que, sous le contrôle de l'Administration et notre responsabilité personnelle, les malades admis à notre traitement trouvent, autant que dans aucun autre service de l'Assistance publique, des conditions suffisantes de moralité et de capacité réclamées si justement par l'Administration.

L'admission actuelle des malades à notre traitement est soumise à des oppositions calculées, à des mauvais vouloirs intéressés.

Nous demandons donc que tous les malades atteints de l'affreuse maladie de la teigne puissent recevoir nos soins, sans passer préalablement sous les Fourches Caudines d'essais plus ou moins malheureux.

Il suffirait, pour cela, que tout malade atteint d'une *teigne*, et venant demander la guérison au traitement M.-Mahon, à l'hôpital, reçût du Directeur ou Chef du bureau des consultations une pancarte, et que l'un de MM. Mignot-Mahon (frères M.-Mahon) fût chargé de l'admission médicale à son traitement.

Nous avons déjà soumis à Monsieur le Directeur général de l'Assistance publique des notes concernant la douceur et la certitude de notre méthode, qui ne repousse pas les malades de l'hôpital;

Qui ne les force pas à une présence de plusieurs heures dans ces établissements;

Qui a rendu possible *la suppression du traitement interne*,

Et qui, enfin, a fait réaliser à l'Administration des *économies considérables*.

Le mode actuel de rémunération, qui remonte à 1806, recevrait une modification en ce sens :

Au lieu d'une prime de 3 fr. par malade et 600 fr. d'honoraires, MM. Mignot-Mahon recevraient 1,500 fr. d'honoraires, sans prime. Les malades auraient indistinctement droit au traitement; les entrées et les sorties seraient constatées administrativement.

Nous aimons à penser, Monsieur le Directeur général, que, mettant en balance l'intérêt des malades, les assurances de guérisons, de notre dévouement, de notre zèle dans le service qui nous est confié, vous serez heureux de rendre les décisions que nous sollicitons de votre omnipotence;

Et avons l'honneur d'être respectueusement, de Monsieur le Directeur général, les très-humbles et dévoués serviteurs.

Signé : M.-Mahon F[res].

A Monsieur le Directeur général de l'Assistance publique.

Paris, 29 août 1867.

Monsieur le Directeur général,

En 1853, décembre 15, nous avons eu l'honneur de remettre à M. le Directeur général une note démontrant les avantages qui avaient été obtenus dans les hôpitaux, par l'application de notre méthode, pour la guérison de la teigne.

Cette note rappelait la lettre ministérielle du 16 avril 1828, dans laquelle on lit :

1° Le remède des sieurs M.-Mahon est-il préférable aux autres moyens connus pour le traitement de la teigne?

2° Est-il utile d'en faire l'acquisition et de le rendre public?

3° Les prétentions des auteurs du remède sont-elles ou ne sont-elles pas exagérées?

Un rapport en réponse fut fait à M. le Ministre de l'Intérieur le 1er juillet 1828.

« Les frères M.-Mahon ont rendu un très-grand service, en « contribuant efficacement à la suppression du traitement par la « calotte, qui malheureusement n'est pas entièrement abandonné ; « leur pratique n'aura pas même été sans utilité pour la science ; « ils auront surtout bien mérité de l'administration des hospices, « en lui rendant facile la suppression du traitement INTERNE de « la teigne dans les hôpitaux de Paris, et la mettant par là dans le « cas d'obtenir une économie très-considérable. Ces titres peuvent « déjà leur donner des droits à la munificence du Gouvernement. »

(*Lu et adopté en séance générale par l'Académie de médecine.*)

En 1867, juin 29, une autre note a été portée à M. le Directeur général ; elle contenait :

« Loin de nous la pensée de demander aux hommes de science « de s'arrêter dans les recherches de la vérité ; mais, jusqu'à ce « jour, les résultats sont si incomplets que, au nom de l'huma- « nité, nous prions M. le Directeur général de vouloir bien s'é- « clairer sur le point important que nous signalons à sa bonne « administration.

« L'admission actuelle des malades à notre traitement est sou- « mise à des oppositions calculées, à des mauvais vouloirs inté- « ressés.

« Nous demandons que tous les malades, atteints de l'affreuse « maladie de la teigne, puissent recevoir nos soins sans passer « préalablement sous les Fourches Caudines d'essais plus ou moins « malheureux.

« Il suffirait pour cela que tout malade atteint d'une teigne, et « venant demander la guérison au traitement des frères M.-Mahon,

« à l'hôpital, reçût du directeur ou chef de bureau des consulta-
« tions, une pancarte; et que l'un des MM. Mignot-Mahon (frères
« M.-Mahon) fût chargé de l'admission médicale à son traitement.

« Nous avons déjà soumis à M. le Directeur général de l'Assis-
« tance publique des notes concernant :

« La douceur et la certitude de notre méthode qui ne repousse
« pas les malades de l'hôpital;

« Qui ne les force pas à une présence de plusieurs heures dans
« ces établissements;

« Qui a rendu possible la suppression du traitement interne;

« Et qui, enfin, a fait réaliser à l'Administration des *économies*
« *considérables*.

Nous avons l'honneur d'être, de Monsieur le Directeur général, les très-humbles et obéissants serviteurs.

Signé : MIGNOT-MAHON PÈRE.
H. MIGNOT-MAHON FILS.

Soit : M.-MAHON FRÈRES.

A Monsieur le Directeur général de l'Assistance publique à Paris.

Paris, 27 avril 1868.

MONSIEUR LE DIRECTEUR,

A l'entretien oral que vous nous avez permis d'avoir avec vous, vendredi 17 de ce mois, nous ajoutons la prière de vouloir bien lire :

1° La lettre que nous avons eu l'honneur d'écrire à l'Administration le 15 décembre 1853;

2° Celle du 29 juin 1867.

3° Celle du 29 août 1867.

Nous pensons, pour faciliter l'appréciation qui doit être faite des services rendus à l'Administration et à la classe nécessiteuse, par la méthode Mahon, devoir joindre encore une fois la copie du

Rapport de l'Académie de médecine adressé à M. le Ministre de l'Intérieur.

Le regrettable M. Dubost, ancien Secrétaire général, nous a laissés confiants dans l'idée que l'Administration était informée de tout ce qui se passait, et lorsqu'il nous disait : *Faites bien et laissez dire*, il nous traçait une ligne de conduite dont nous ne nous sommes jamais départis jusqu'à ce jour.

Mais, lorsque malgré notre persévérance, nous sommes sur le point de voir méconnaître notre situation ; lorsqu'il est manifeste qu'un plus long silence peut compromettre, non pas nos intérêts, nous sommes à l'abri, mais les intérêts qui nous sont chers, ceux d'une classe nécessiteuse de malades au milieu desquels nous vivons ; nous croyons devoir porter de nouveau les faits à la connaissance de M. le Directeur général *.

Ces faits seront exposés dans un mémoire qui est à l'impression et que nous aurons l'honneur d'adresser à l'Administration.

Nous vous prions,

Monsieur le Directeur général, d'agréer l'assurance de notre dévouement respectueux.

MIGNOT-MAHON PÈRE.

H. MIGNOT-MAHON FILS.

Soit : M.-MAHON FRÈRES.

* GUÉRISONS DES TEIGNES PAR LA MÉTHODE DES FRÈRES M.-MAHON :

1807 à 1828.	39.719
1829 à 1851.	32.302
1852 à 1854.	1.372
1854 à 1867.	12.289
	85.682

A Monsieur le Sénateur baron Haussmann, Préfet de la Seine.

Paris, 408, rue St-Honoré, 6 mai 1868.

MONSIEUR LE PRÉFET,

Quand, en 1853, vous avez autorisé l'Administration de l'Assistance publique à nous confier la guérison des teignes dont pouvaient être atteints les enfants assistés, à cette époque, au nombre de 22,000 placés dans 28 arrondissements, nous les avons débarrassés de cette cruelle affection.

Une lettre du 21 juillet 1856, de M. Davenne, Directeur général de l'Assistance publique, constatait ces guérisons.

Toujours favorable aux améliorations sérieuses, vous donniez, Monsieur le Préfet, une dernière consécration au procédé curatif de la teigne des frères M.-Mahon.

Une demande fut adressée, en 1824, à M. le Ministre de l'Intérieur, le comte Lainé; en 1828, à M. le comte de Corbières; pour que ce procédé, qui rendait de si grands services en supprimant le supplice de la calotte et de l'épilation avec pinces, fût mis dans le domaine public.

Depuis 1807, date de l'établissement du traitement des frères M.-Mahon dans les hôpitaux de Paris jusqu'en 1828, on comptait 39,719 guérisons tant à Paris (25,369) qu'à Lyon, Rouen, Dieppe, Elbeuf, Louviers.

De 1828 à 1868, nous avons appliqué notre méthode dans plus de 20 dispensaires, et le chiffre des guérisons obtenues s'élève à 84,310.

Comme les teignes sont contagieuses, 84,310 foyers de contagion ont disparu.

Cette méthode a produit des effets non moins importants comme économie qu'au point de vue thérapeutique.

Avant l'application de la méthode des frères Mahon (1807), les teigneux guéris ou non guéris aux hôpitaux de Bicêtre, de la Salpêtrière et de la Pitié, coûtaient par individu 1,210,14; de 1807 à 1856, l'Administration aurait dépensé, par l'ancienne méthode,

92,854,042 fr. 20 c., elle n'a dépensé par la méthode Mahon que 417,411 fr. 20 c.

L'Académie de médecine, en réponse à une lettre ministérielle, constate dans son rapport :

« Que MILLE TEIGNEUX ont été guéris chaque année à Paris « seulement, par le procédé des sieurs M.-MAHON. Après des « épreuves aussi longues, aussi multipliées, aussi constantes dans « leur résultat, on peut admettre que ce remède est utile, qu'il « est d'une application facile et, de plus, très-économique.

« Les Frères M.-MAHON ont rendu un très-grand service, en « contribuant efficacement à la suppression du traitement par la « calotte, qui malheureusement n'est pas entièrement abandonné; « leur pratique n'aura pas même été sans utilité pour la science; « ils auront surtout bien mérité de l'administration des hospices, « en lui rendant facile la suppression du traitement INTERNE de la « teigne dans les hôpitaux de Paris, et la mettant par là dans le « cas d'obtenir une économie très-considérable. Ces titres peuvent « déjà leur donner des droits à la munificence du Gouvernement.

(Lu et adopté en séance générale par l'Académie de médecine.)

A cette époque, il avait été convenu que le procédé des frères M.-Mahon serait mis dans le domaine public, moyennant une indemnité de 500,000 francs et deux décorations de la Légion d'honneur.

En juin 1867, nous avons cru devoir appeler l'attention de M. Husson, Directeur général de l'Assistance publique, sur les essais malheureux qui étaient faits à l'hôpital Saint-Louis, des Enfants, etc., pour remplacer notre méthode si douce et si certaine, nous ne pouvons rester sourds aux plaintes réitérées des malades qui en sont victimes.

Un traitement nouveau que les pathologistes de l'hôpital Saint-Louis veulent opposer au nôtre, a déjà produit le fâcheux résultat d'éloigner les malades des hôpitaux ; ces essais occasionnent, en outre, à l'Administration, des dépenses considérables.

Loin de nous la pensée, nous le répétons, de demander aux hommes de science, de s'arrêter dans la recherche de la vérité ; mais, jusqu'à ce jour, les résultats sont si incomplets que, au nom de l'humanité, nous priions M. le Directeur général de vouloir bien s'éclairer sur le point important que nous signalions à sa bonne administration.

L'admission actuelle des malades, à notre traitement, est soumise à des oppositions calculées, à des mauvais vouloirs intéressés.

Nous demandions que tous les malades atteints de l'affreuse maladie de la teigne pussent recevoir nos soins sans passer préalablement par les Fourches Caudines d'essais plus ou moins malheureux.

Il suffirait pour cela que tout malade atteint d'une teigne et venant demander la guérison au traitement des frères M.-Mahon, à l'hôpital, reçût du Directeur ou Chef du Bureau des consultations, une pancarte; et que l'un des MM. Mignot-Mahon (frères M.-Mahon) fût chargé de l'admission médicale à son traitement.

Nous avons déjà soumis à M. le Directeur général de l'Assistance publique, des notes concernant :

La douceur et la certitude de notre méthode qui ne repousse pas les malades de l'hôpital.

Qui ne les force pas à une présence de plusieurs heures dans ces établissements.

Qui a rendu possible la suppression du traitement interne.

Et qui, enfin, a fait réaliser à l'Administration des économies considérables.

Nous disions que :

. . . .

Les malades auraient indistinctement droit au traitement ; les entrées et les sorties seraient constatées administrativement.

Nous venons solliciter la bienveillance de M. le Sénateur Préfet, pour que le changement précité soit adopté par l'Administration générale de l'Assistance publique.

Nous avons l'honneur d'être respectueusement, de Monsieur le Sénateur Préfet,

Les très-humbles et très-obéissants serviteurs.

Signé : MIGNOT-MAHON PÈRE.
MIGNOT-MAHON FILS.

Soit : M.-MAHON FRÈRES.

APERÇUS

SUR LE

SIÉGE ET LA NATURE DES TEIGNES

Nous sommes de ceux qui attachent une médiocre importance à la nosographie cutanée ; nous ne pensons pas que les médecins y puissent trouver autre chose qu'un moyen commode pour l'étude. Aussi quand, au lieu d'étudier, nos célèbres praticiens professent, les voyons-nous tous rejeter les classifications qui avaient cours avant eux.

C'est, qu'en effet, les progrès amenés par les recherches consciencieuses bouleversent les manières d'envisager ces maladies, sans que la science ait jamais dit son dernier mot.

Les uns groupent les maladies cutanées suivant leur aspect, leur apparence, ou les phénomènes les plus saillants de la maladie ;

D'autres, suivant leur siége, leur cause ; suivant la nature présumée de l'affection.

Des classifications sont fondées sur la considération des lésions anatomiques qui se montrent dans les premiers temps de la maladie.

Alibert a formé ses groupes d'après les analogies, les ressemblances que présentent entre elles un certain nombre de maladies de la peau, de manière à constituer des familles naturelles.

M. Cazenave les classe d'après les affinités morbides.

M. Gibert, qui adopte la classification de *Willan* modifiée par

Biett, la modifie à son tour en dispersant les syphilides dans les huit ordres de *Willan*.

M. Baumès, de Lyon, examine le rapport de la maladie à la cause ; les formes extérieures viennent en seconde ligne.

M. Devergie envisage ces maladies au point de vue du symptôme.

M. Bazin propose des mots nouveaux, « sans avoir la prétention « de croire que ses doctrines vont être universellement adoptées ; « il s'attend à des objections nombreuses. »

Pourquoi ?

Une classification d'après le traitement serait tout aussi rationnelle.

Si nous prétendions donner aujourd'hui une opinion, nous dirions que la peau, *de même que tous les tissus* de l'économie, peut être le siége des lésions ou des actes morbides, qui exercent la sagacité des nosographes ; mais nous croyons oiseux, pour le moment, la création d'autant de vices internes, de diathèses, qu'il y a de maladies inconnues dans leur cause première.

Le jour où, suivant le vœu de *Virchow*, on découvrira les excitants de l'activité fonctionnelle, nutritive et formative des tissus ; excitants qui diffèrent dans tout l'organisme ; on aura ouvert une voie féconde. D'ici là, nos recherches doivent porter sur l'action spécifique d'un agent sur tel ou tel organe.

Quant à nous, nous pensons avec M. le professeur *Monneret*, *que ce qu'il est possible de faire aujourd'hui est du provisoire*, et nous maintenons notre classification et nos descriptions qui, bien qu'anciennes, n'en sont pas moins exactes.

TEIGNE FAVEUSE

Parmi les maladies auxquelles sont principalement exposés les déshérités de la fortune, il en est une qui fait le désespoir des médecins : *la Teigne.*

La *Teigne faveuse* se reconnaît à la manifestation de petits tubercules arrondis, de couleur jaune pâle, déprimés dans le centre en forme de godet, enchâssés dans l'épiderme, souvent isolés, mais quelquefois rapprochés et unis ensemble, de manière à présenter une surface continue d'une étendue plus ou moine considérable, où l'on peut distinguer encore assez facilement et la forme circulaire et la dépression centrale qui en forme les caractères distinctifs.

L'aspect de ces tubercules offre une ressemblance telle avec celui des alvéoles construits par les abeilles, que les Latins leur ont rendu commun le nom propre aux rayons du miel, *Favi,* d'où est venue la qualification que nous leur donnons de *Teigne faveuse.* Les semences de lupin ont une dépression semblable à leur centre, et c'est pour cela que l'on a encore appelé cette teigne *Porrigo lupinosa.*

Lorsque ces tubercules ont atteint un certain volume, ils se rompent, et d'ailleurs la compression réciproque qu'ils s'occasionnent par leur développement, lorsqu'ils sont rapprochés, les froisse, les brise, et ainsi s'altère leur configuration primitive ; mais encore alors, on peut reconnaître des débris qui la rappellent, mais comme des fractions des bords arrondis qui formaient le godet.

Dans les dernières phases de cet exanthème, les vestiges indicateurs s'effacent et disparaissent successivement ; la matière des tubercules rompus profite de la liberté qui lui est donnée, s'isole de la peau et s'échappe en poussière extrêmement ténue et en petits grains qui peuvent présenter alors l'apparence de la teigne granulée ; mais il est facile de ne tomber dans aucune confusion en n'oubliant pas la couleur propre à la substance faveuse qui, dans ce dernier cas, ressemble à du soufre concassé.

A l'aide des signes que nous venons d'indiquer, on ne peut craindre de se méprendre sur la *Teigne faveuse ;* la couleur de sa matière suppléera à la disparition de ses caractères primitifs et spéciaux, lorsqu'elle se présentera sous la forme granulée ; d'ailleurs il est bien rare que tous les tubercules naissent simultanément, et s'il en est qui soient parvenus au dernier période de leur existence, il en est d'autres qui sont encore à parcourir les dégrés intermédiaires et successifs à partir de la première origine ; ils sont des révélateurs assez sûrs de la nature de ceux qui les ont précédés, puisqu'ils présentent et la forme circulaire et la dépression centrale.

Nous insisterons dès à présent sur ces derniers signes caractéristiques de la *Teigne faveuse,* parce qu'ils peuvent prévenir toute erreur et toute confusion; c'est pour les avoir perdus de vue et s'être trop laissé distraire par de légères modifications de l'apparence superficielle, que l'on a surchargé la nomenclature des teignes d'une espèce nouvelle, malgré les preuves évidentes d'homogénéité qui devaient la faire rejeter comme inutile; nous aurons occasion de revenir sur ce sujet, lorsque après avoir fixé le siége du *Favus,* décrit sa marche progressive, nous pourrons plus clairement constater son identité avec ce qu'on a jugé à propos d'appeler *Teigne annulaire*, *Porrigo scutulata*, *Ring-Worm.*

L'odeur qu'exhale la Teigne faveuse peut lui servir encore de caractère; elle ressemble à celle que répand l'urine de chat, et à celle qui règne dans les lieux qui ont été longtemps infestés par les souris. Lorsque les croûtes ont été ramollies par des applications, il s'en élève, au moment où l'on ôte ces dernières, une odeur désagréable et fortement nauséabonde. Les malades en sont souvent affectés, mais il faut bien se garder de prendre, dans ce cas, leurs vomissements comme l'indice d'une affection gastrique; la propreté fait promptement disparaître et la cause et les effets.

Les tubercules faveux augmentent successivement de volume, et peuvent acquérir un diamètre de plusieurs lignes, et même d'un pouce, comme on l'observe quelquefois lorsqu'ils sont isolés, qu'ils n'éprouvent aucune pression par le développement de leurs analogues, et sont aussi moins entravés dans leur extension.

Quoique ce soit ordinairement à la tête qu'apparaît cette efflorescence cutanée, on la découvre souvent aussi sur les autres régions du corps, et notamment aux tempes, au front, aux épaules, à la partie inférieure des omoplates, aux coudes, aux avants-bras, et à la partie extérieure des cuisses, des jambes, etc.

Cette triste affection est d'autant plus négligée qu'on la cache souvent comme une chose honteuse; car si ce fléau attaque de préférence ceux qui souffrent des privations et du défaut de soins qu'entraîne la misère, il n'en est pas moins vrai qu'il n'épargne, sous diverses formes, aucune classe, aucun âge; et les suites en sont parfois très-funestes. Combien d'infortunés ont traîné une vie déplorable pour n'avoir pu se délivrer de ce hideux exanthème, qui les rendait pour tous un objet de dégoût! S'ils cherchaient à y échapper en se soumettant au supplice de la *calotte*, ils ne faisaient qu'augmenter leur douleur, et l'efflorescence, momentanément détruite, se reproduisait bientôt avec plus d'intensité.

Il y a une triste chose à constater, c'est que l'exemption du service militaire qui résulte de cette maladie, contribue à en conserver et à en propager le germe par les effets d'une incurie calculée. Cela se voit fréquemment sur les côtes maritimes où le favus est endémique.

Il arrive ainsi que l'aveugle tendresse des parents n'a fait qu'échanger les peines d'un service honorable contre l'infection et l'hébétement de leur postérité. Le *favus*, comme la petite vérole, se recommande donc, sous bien des rapports, à la sérieuse attention de toutes les administrations vigilantes.

Grâce aux Alibert, aux Gibert, aux Cazenave, etc., la teigne a été relevée de l'abjection où l'ignorance l'avait laissée tomber, et elle forme aujourd'hui une partie intéressante de la pathologie. Mais si les classifications sont devenues plus méthodiques, si l'on s'est livré à des recherches et à des tentatives nouvelles, poursuivies avec zèle, le succès n'a pas souvent couronné ces louables efforts. Rien de bien efficace n'a remplacé l'abominable calotte dans la médecine ordinaire.

La méthode dont nous sommes SEULS possesseurs, de père en fils, depuis près d'un siècle, est d'une efficacité non douteuse. On lit dans la monographie des dermatoses d'Alibert :

« *L'autorité des frères M.-Mahon doit être d'un certain poids,* « *puisqu'ils sont, sans contredit, les hommes d'Europe qui ont visité* « *et guéri le plus de teigneux.* » Un tel témoignage suffirait.

La Pathologie cutanée était presque restée stationnaire; elle n'avait cessé d'être placée sous l'influence des anciennes routines; la science a dû diriger sur elle tous ses efforts, et elle a, de nos jours, obtenu des succès éclatants. L'importance des moindres faits qui se rattachent à des connaissances encore imparfaites, a porté un grand nombre de personnes à nous exhorter à publier ce qu'une longue pratique a pu nous révéler sur un groupe qui fait partie de la famille nombreuse des maladies de la peau.

L'Administration des Hôpitaux de Paris, en nous confiant le traitement des exanthèmes teigneux et des affections du cuir chevelu aux Hôpitaux Beaujon, Saint-Louis, des Enfants malades, des Enfants assistés, etc., nous a offert la possibilité de recueillir des observations mille fois répétées; on ne peut contester cette vérité.

Les établissements de charité doivent être doublement utiles à l'humanité, en prodiguant des secours aux malades et en facilitant les progrès de la science. Un grand nombre des hôpitaux de province ont imité ceux de Paris. Que leurs administrateurs reçoivent les bénédictions des infortunés que leur zèle nous a fourni l'occasion de guérir!

Nous avons pensé qu'en cherchant à déterminer la nature respective d'affections assez généralement peu connues, nous contribuerions puissamment à diminuer, à l'avenir, leurs ravages et leurs dangers. Des obstacles et des difficultés auraient pu nous arrêter; des hommes célèbres, avides du progrès de la science et du soulagement des malheureux se sont empressés de les aplanir; Alibert, Richerand, Rayer, Gibert ont des imitateurs; nous trouvons la même bienveillance chez tous les médecins avec qui nous avons des rapports.

Les hommes d'un vrai mérite se ressemblent partout. Nous avons été favorisés et appuyés avec le même zèle, à Rouen, par M. Le Roy, préfet de la Seine-Inférieure, MM. Billard, Couronné, Flaubert, etc.; au Havre, à Elbeuf, par les administrations hospitalières; à Saint-Quentin par l'administration tout entière MM. Bourbier, Cordier, médecins de l'Hôtel-Dieu; à Reims, par M. Landouzy, directeur de l'École de médecine. Enfin tous ceux qui connaissent la méthode des frères M.-Mahon, si douce, si certaine, n'ont certes plus le courage d'appliquer le cruel supplice de la CALOTTE, des *bandelettes*, ni de l'*épilation* avec pinces, moins praticable encore à cause de ses douleurs atroces (invention de Samuël Plumbe) et de l'insuccès qui en est la suite.

Nous avons déjà eu occasion de faire remarquer comment la confusion de plusieurs affections en une seule avait facilité l'introduction de l'erreur dans le traitement qu'elles réclament. On peut maintenant apprécier les conséquences de l'application de la CALOTTE pour guérir les TEIGNES : *furfuracée, muqueuse, granulée;* et l'inutilité du traitement qui leur est propre, dirigé contre le favus.

L'arsenal thérapeutique est approvisionné d'innombrables

recettes contre la *teigne,* mais cette abondance, selon la judicieuse remarque d'Alibert, atteste plutôt l'indigence que les ressources. Les moyens prétendus curatifs ne se sont ainsi accumulés que par l'inutilité reconnue de ceux auxquels on se hâtait d'en substituer de nouveaux qui ne valaient pas mieux.

Les efforts de l'art ont été si vains contre la *teigne faveuse* (*favus*), que les médecins avaient pour ainsi dire cessé de l'attaquer. Elle était abandonnée par eux aux opérations brutales et aux tentatives de gens qui n'étaient guidés par aucune lumière, et à qui l'expérience ne pouvait rien révéler de ce qui était propre à faciliter les progrès d'une partie intéressante de l'art de guérir. Cette malheureuse circonstance a retardé les découvertes que l'on aurait pu faire dans cette matière, puisqu'elle a éloigné de l'observation de la nature ceux que leurs connaissances appelaient à en reconnaître les lois. Lorry gémit sur cet usage de renvoyer les malades en proie à cette hideuse affection aux traitements aveugles que l'on pratiquait dans quelques couvents.

Cet abandon de la part des médecins n'était pas la suite d'une coutume irréfléchie, mais bien le résultat de l'impuissance de l'art, et ceux qui, par l'inutilité de leurs efforts, avaient été contraints de la reconnaître, étaient de ces hommes à qui il avait été donné de pénétrer le plus avant dans les secrets de la nature. Lorry en fait l'aveu et rappelle celui de Gui de Chauliac et d'Ambroise Paré, qui conseillaient aux chirurgiens de ne pas prendre sur eux la tâche de guérir la teigne ; conseil qui n'était pas donné en considération de l'utilité que quelques auteurs attribuent au séjour de cet exanthème sur le cuir chevelu, mais par la conscience des obstacles presque invincibles qui s'opposaient à sa destruction. Par une réflexion pieuse, Lorry s'élève contre un avis qui lui semble blesser ouvertement le précepte d'aimer ses semblables.

On ferait un livre en se contentant de donner le recueil de tous les remèdes internes et des topiques qui ont été employés pour combattre la *teigne*. On en ferait un bien plus volumineux de toutes les tentatives dont on n'a pas jugé à propos de se vanter.

Nous ne devons nous arrêter que sur les procédés qui obtiennent un effet qui peut avoir trait à la manière dont on conçoit que le *favus* puisse être enlevé. Il en est quelques-uns qui peuvent obtenir un succès qui les accréditerait, malgré leurs inconvévénients nombreux et leur insuffisance dans la plupart des cas.

Il n'est pas nécessaire de s'arrêter aux exanthèmes : *furfuracé*, *muqueux*, *granulé ;* les moyens les plus doux et les plus simples pour apaiser l'irritation de la peau, le recours à quelques évacuations ou dérivations, réclamées par les circonstances, suffisent pour les amener à leur terminaison. C'est pour avoir obtenu, dans un de ces cas, un succès facile, ou même après une guérison qui s'était opérée naturellement, que plusieurs médecins ont cru, de bonne foi, avoir trouvé le moyen de se rendre maîtres de la *teigne faveuse*. C'est ainsi que Saucerotte envoya, en 1786, à l'Académie de chirurgie, un mémoire intitulé : *Essai sur la cure radicale de la teigne*.

Le traitement qu'il prescrit est à la fois interne et externe et est assez compliqué. Qu'on en fasse l'épreuve contre le *favus* et l'on verra s'il en résulte rien de favorable. Saucerotte avait une grande confiance néanmoins en ce procédé ; elle lui avait été inspirée par quatre guérisons qu'il avait obtenues dans un laps de temps encore assez long ; il en rend compte dans son mémoire. Le premier sujet était âgé de six ans, il avait la *teigne furfuracée ;* le deuxième, âgé de cinq ans, avait la *teigne muqueuse ;* le troisième, âgé de dix ans, avait la *teigne granulée ;* il ne donne pas le caractère de l'affection du quatrième, qui n'était âgé que de trois ans ; c'était probablement encore une *teigne muqueuse*.

Quelques succès de ce genre ont séduit ceux qui les avaient vus couronner leurs soins. Mais c'est du *favus* qu'il était important de se rendre maître et de détruire à tous ses degrés d'intensité.

Il est bien peu de moyens employés contre la teigne dont nous n'ayons eu connaissance ; nous avons eu la facilité d'apprécier toutes les méthodes, car la plupart de nos malades ne nous arrivent qu'après avoir été soumis, pendant plusieurs années, à des traitements de tous genres dont les effets sont souvent tels que nous avons plus de peine pour y remédier que n'en aurait exigé une teigne que nous aurions attaquée de prime abord.

Il y a trois moyens qui peuvent détruire le favus, mais seulement lorsqu'il est récent ; quand il est parvenu à un certain degré de développement que tout le monde ne peut pas reconnaître, ce serait en pure perte que l'on essaierait de recourir à aucun d'eux. Les tortures que l'on ferait subir aux malades seraient d'autant plus barbares qu'elles ne pourraient qu'être inutiles.

Le premier et le meilleur de ces moyens c'est la CALOTTE. La préparation de cet emplâtre est connue. Nous n'avons pas besoin d'insister de nouveau sur son inefficacité dans la plupart des cas; et quand même ce procédé atroce réussirait toujours, il faudrait y renoncer; il inspire une horreur invincible à ceux qui en ont une fois fait l'épreuve.

Lorsqu'en 1818, nous nous sommes présentés à l'hôpital de Rouen, les enfants qui étaient rassemblés dans une cour, ont cru qu'on allait les torturer encore; ils poussaient des cris de désespoir; l'instinct qui les éloignait de ce traitement était si fort que, pour le fuir ils se cramponnaient contre les murailles et ne semblaient pas désespérer de pouvoir les franchir. Ils ne se sont calmés que lorsqu'ils ont vu qu'on ne faisait aucun mal à ceux que l'inexpérience de la *calotte* n'avait pas portés à prendre la fuite. Les malades préfèrent garder leur mal que de s'en débarrasser à ce prix. Cette vérité devient frappante, si l'on compare le nombre des teigneux qui se présentent maintenant chaque année, aux *traitements externes* dans les hôpitaux, à celui si peu considérable de ceux qui avaient autrefois le courage de se soumettre au *supplice de la calotte;* ou à celui de l'ÉPILATION AVEC PINCES, presque aussi cruel et inefficace dans la plupart des cas.

Ces procédés ne peuvent plus être mis en usage parce qu'ils sont trop douloureux, qu'ils éloignent les malades, laissent entretenir des foyers de contagion qui propagent le *favus;* et que, d'un autre côté, ils deviennent trop coûteux pour les hôpitaux qui sont obligés de garder les malades pendant qu'on les traite de cette manière. Les accidents déterminés par le déchirement du cuir chevelu, peuvent du reste devenir extrêmement funestes.

Le traitement par la *calotte* et même par l'*épilation avec pinces* est si cruel que ceux qui l'ont inventé et qui en ont recommandé l'usage ont exhorté à attendre que les enfants eussent acquis assez de force pour y résister. Tandis que nous faisons journellement l'application de notre méthode à des enfants qui apportent cette hideuse maladie en naissant; ou qui n'ont que quelques mois seulement. L'expérience est venue encore sanctionner ce précepte, car l'application de la *calotte*, sur un jeune enfant atteint de la teigne muqueuse est ordinairement suivie d'une prompte mort.

Des notions plus claires et plus précises sur la nature de ces affections diverses, ne permettent plus de se laisser entraîner d'une manière générale par aucun préjugé. Ainsi la teigne muqueuse et la granulée ne seront jamais combattues par la *calotte* ou l'*épilation avec pinces ;* elles ne seront jamais brusquement enlevées ou plutôt répercutées ; et on les conduira à leur terme naturel en les caressant.

On recherchera sans délai toutes les effervescences qui ne seront pas le résultat de l'état du sang et de la lymphe, et qui ne devront leur naissance qu'à des causes accidentelles.

Le favus surtout sera combattu dès qu'il apparaîtra, car dans le principe il peut facilement être enlevé, quelle que soit l'abondance de son produit, car elle n'est pas toujours un indice de son invétération.

Comme il faut toujours être juste, même envers la *calotte*, on peut dire qu'en défendant d'y recourir avant l'âge de sept ans, c'était lui enlever l'occasion d'opérer des effets salutaires, et de la réduire, après cet âge, à ses douleurs atroces et à ses seuls dangers. Cet inconvénient a été compensé par les accidents funestes qu'elle n'a pu causer à l'occasion des simples achores qui ont pu s'évanouir d'eux-mêmes avant cette époque. Il n'entre d'ailleurs pas dans notre pensée de faire l'apologie d'une méthode barbare et surannée.

On s'est servi de la *calotte* sans savoir de quelle manière précise elle agissait, pour enlever les éléments de la teigne et la faire disparaître. On a pensé que l'arrachement des cheveux était suffisant, joint à l'émission sanguine qui l'accompagne.

Les anciens auteurs ont *aussi* conseillé *d'arracher les cheveux un à un avec des pinces ;* selon eux on obtient ainsi deux résultats : le premier est de ne faire, pour ainsi dire, qu'une plaie de la tête, en établissant une foule de points où s'opère une émission sanguine ; le second est d'offrir aux médicaments pour pénétrer profondément, une voie qui ne peut exister lorsque les cheveux ne sont point arrachés. Ils encouragent à ne se point laisser émouvoir par les cris des enfants, et, pour leur bien, à se montrer impitoyable.

Ce procédé épilatoire est très-usité en Angleterre d'après la recommandation de Samuël Plumbe. Il n'est pas préférable à la *calotte,* comme elle il ne peut réussir que lorsque le *favus* est récent ; mais ne pouvant être employé instantanément, il ne serait bon qu'au cas où l'affection serait bornée à une plaie très exiguë.

Les douleurs sont très-vives et deviennent intolérables en ce qu'il faut les renouveler sans cesse. Ce moyen ne saurait être mis en pratique dans les hôpitaux; car chaque malade exigerait au moins deux heures par jour; comment alors suffire au grand nombre qui se présente au traitement dans les grandes villes?

Nous avons donné des soins à des malades qui avaient été soumis *à cette méthode épilatoire* depuis plusieurs années; ils n'en avaient éprouvé aucun soulagement, ils avaient la tête couverte de *favus*. Lorsque le *favus* n'est encore fixé que dans les follicules sébacés, par la première activité du principe contagieux, l'enlèvement des cheveux arrête les progrès du mal; tel est le résultat que l'on peut obtenir par les deux méthodes précédentes. Le même effet est encore obtenu par des applications actives, des vésicatoires.

On emploie aussi des moyens de ce genre avec quelque succès; mais ce procédé est aussi très-douloureux; il détermine une sensibilité excessive à tout le cuir chevelu, le tuméfie, en déchire et altère les tissus. La *calotte* serait moins cruelle. L'*alopécie* peut être déterminée par des applications de cette nature, et elles corrodent tellement la peau qu'il en reste toujours des traces. Mais il est un danger plus grave qui doit faire redouter l'emploi de ces topiques énergiques sur la tête. Les médecins savent que l'application d'un vésicatoire sur la tête peut déterminer l'inflammation des méninges et causer une mort prompte. Ce procédé serait donc encore plus redoutable que les autres.

Nous soignons dans ce moment à Rouen, plusieurs teigneux qui ont été soumis à des traitements différents.

Il en est deux que des applications analogues à celles dont nous venons de parler ont menés à la porte du tombeau. Des remèdes qui sont accompagnés de tant de douleurs et de dangers ne sauraient donc être adoptés, lors même qu'ils seraient d'un effet plus sûr pour détruire le favus. Mais il est un certain degré de développement de cette affection qui résisterait contre leur emploi, réitéré autant de fois qu'on le voudrait. Du moment qu'on laissera à la peau le temps de se livrer à ses fonctions, les follicules se reproduiront et présenteront tous les symptômes faveux.

Les irritations nouvelles qui sont le fruit des méthodes que nous avons signalées, ne font qu'entretenir et augmenter les conditions morbides qu'il s'agit de détruire; et après ces tentatives infructueuses, le mal se montre avec plus de force et d'intensité.

Ainsi il nous paraît démontré que quelquefois, notamment dans le cas d'une communication naissante, l'affection est propre aux follicules qui, par un trouble apporté dans leurs fonctions, sécrètent une matière qui n'est plus sébacée, qui s'amoncelle dans leur sein en se durcissant ; alors si l'on enlève et détruit ces organes, on peut arrêter le mal dans son principe. Mais lorsque les phénomènes faveux sont le résultat d'un certain état du derme rendu tel par par l'occupation prolongée du favus, par des irritations locales dues aux autres teignes et encore par le régime et les habitudes qui fomentent les conditions de son existence, l'ablation des follicules ne détruit pas le mal, et lorsque le cuir chevelu est abandonné à lui-même, il répare les pertes qui lui ont été causées, et le favus reparaît avec tous ses caractères.

Il faut absolument, dans ce dernier cas, changer la vitalité du derme à la région affectée, et lui rendre celle qu'il doit avoir dans l'état normal. C'est ce résultat précieux que nous sommes parvenus à obtenir de la manière la plus simple et la plus douce, sans aucune douleur, sans aucun danger. Les autres teignes amènent les conditons dermiques qui font éclore le *favus ;* nous savons reconnaître ce phénomène au milieu de la marche de ces affections, et nous nous empressons d'y remédier pour en prévenir l'apparition.

Il ne faut pas croire *que notre méthode puisse être employée aveuglément* et que nulle combinaison rationnelle ne doive la diriger. Il est une foule d'observations qu'il est important de faire et de prendre pour guide. Le traitement des diverses espèces de teignes exigera toujours la distinction certaine de chacune d'elles et celle des diverses périodes de leur développement.

Plusieurs personnes ont essayé de traiter d'après notre *modus faciendi*, mais le succès n'a pas répondu à leur attente; dans tout il faut agir par principe; et pour traiter les diverses exanthèmes, même avec les moyens les plus convenables, il ne faut pas être étranger à la connaissance de leurs symptômes divers et de leur marche.

Le plus grave des exanthèmes que nous avons décrit, mérite d'attirer l'attention et doit faire désirer qu'on y oppose un obstacle public par l'établissement d'un mode de curation simple et commode dans chaque localité.

A Lyon, à Rouen, à Dieppe, à Elbeuf, au Havre, à Reims, à

Troyes, à Tours, à Saint-Quentin, à Arras, à Calais, à Amiens, à Orléans, à Angers, au Mans, etc., comme à Paris, notre traitement, en quelques années, a porté une rude atteinte au règne du favus. Ceux qui ont vu les malades qui se présentaient d'abord, peuvent se rappeler que, souvent, ils étaient groupés par familles entières. Il n'était pas rare de voir le père, la mère, et sept ou huit enfants, venir, avec toutes les dégradations qu'amène cette hideuse maladie, en demander la guérison dans les hôpitaux dont ils étaient auparavant repoussés par l'effroi de la *calotte*, des *bandelettes* et de l'ÉPILATION AVEC PINCES.

Quelques-uns nous sont revenus, dans le principe, avec le *favus* dont nous les avions précédemment guéris; cette observation nous a portés à nous assurer, avant de commencer le traitement d'une teigne faveuse, si, dans la famille du malade, il n'y a pas encore quelque personne qui en soit atteinte. Nous avons ainsi très-souvent découvert des familles où plusieurs enfants étaient attaqués du *favus*, tandis qu'un seul d'entre eux, sous différents prétextes, était envoyé au traitement. Nous avons même vu des parents qui ne présentaient que leur enfant, tandis qu'ils étaient eux-mêmes dévorés par cette teigne; une mauvaise honte les empêchait d'avouer qu'ils avaient un plus grand besoin de s'en délivrer. Nous recommandons cette précaution, elle aura l'avantage de prévenir l'inutilité des guérisons les plus radicales, d'augmenter le nombre de ceux que l'on purifiera de cette infection, et de diminuer les dangers de la contagion.

En parlant des principaux traitements du *favus*, nous ne pouvons passer sous silence celui qui nous est propre, de même que nous parlerions de tout autre qui aurait les mêmes avantages. Son emploi est très-facile, car seuls nous suffisons aux nombreux malades qui se présentent dans les hôpitaux, à notre pratique particulière dans chacune des villes où nous nous rendons, et à notre dispensaire rue Saint-Honoré, 408.

Ce traitement convient seul aux hôpitaux, parce qu'il exige peu de monde pour l'administrer à une foule de malades. La considération de la dépense est plus importante qu'on ne le pense dans l'intérêt de l'administration financière de ces établissements publics. On peut en juger par un rapport présenté au Conseil général de l'Administration des Hôpitaux de Paris, en janvier 1824, démontrant la diminution d'une dépense considérable due à la sollicitude de l'Administration par l'adoption du TRAITEMENT EXTERNE *de la teigne,* en remplacement de celui qui était en usage aux hospices de Bicêtre, de la Salpêtrière et de la Pitié, et par un mémoire fourni à M. le Ministre de l'Intérieur, le 22 octobre 1853.

On ne s'est pas occupé de la supériorité médicale du nouveau traitement sur les anciens; supériorité qui était suffisamment démontrée par seize années d'expérience, et par les différents rapports présentés au Conseil général par les membres du Bureau central d'admission. Le but de ce nouveau travail n'était que de constater l'énorme économie à laquelle il avait donné lieu.

Avant l'application de la méthode des frères M.-Mahon (1807), les teigneux guéris ou non guéris aux hôpitaux de Bicêtre, de la Salpêtrière et de la Pitié coûtaient, par individu, 1,210 fr. 14 c.; de 1807 à 1856, l'Administration aurait dépensé, par l'ancienne méthode, 92,854,042 fr. 20 c., elle n'a dépensé, par la méthode M.-Mahon, que 417,411 fr. 20 c. La guérison de chaque individu est descendue à 15 fr. 44 c.

La *teigne faveuse* méritait d'être envisagée sérieusement sous toutes ses faces, et il résulte bien de tout ce que nous avons dit à son sujet, qu'elle ne doit, sous aucun rapport, être confondue avec les autres espèces.

L'*exanthème faveux* est produit par une cause particulière, il en suit fidèlement les lois; sa marche est constante, on ne le voit jamais la suspendre comme quelques autres espèces, et disparaître pour se montrer de nouveau à des époques de périodicité.

Il se manifeste ordinairement sur des sujets à qui la misère accorde à peine ce qui peut soutenir une existence chétive et appauvrie. Sa guérison n'est jamais funeste comme celle de ceux qui ne sont que des sécrétions extraordinaires, dont la suppression apporte quelquefois le trouble dans l'économie dont ils étaient les auxiliaires puissants, ou du moins dont ils constituaient des habitudes qui, malgré leurs inconvénients, ne pouvaient sans danger être subitement changées.

La prolongation du règne de cette teigne ne présente aucun avantage; elle n'opère aucune épuration utile, et elle ne peut devenir féconde qu'en désordres souvent irréparables.

Le siége des divers exanthèmes du cuir chevelu n'étant pas déterminé d'une manière précise, il était dangereux de les réunir sous des considérations générales; l'avantage de pouvoir tirer des conséquences simples et d'une application universelle ne balançait pas assez l'inconvénient d'aller directement contre la vérité, et de faire naître de la confusion, des erreurs propres à multiplier le nombre des victimes.

Une méthode plus sage doit, selon nous, consister à reconnaître ce qui peut séparer les teignes les unes des autres. Loin de les grouper aveuglément, il ne faut réunir que celles qui ont des rapports évidents dans leurs causes et dans leurs effets, et le coup d'œil que l'on doit rejeter en arrière sur leur histoire, doit moins tendre à les réunir sous le même point de vue qu'à les distinguer clairement dans leur individualité.

TEIGNE TONDANTE

Si la *teigne faveuse* doit attirer l'attention des praticiens, celle dont nous allons parler, et qui, dans la multitude de teignes qui nous ont passé sous les yeux, s'est offerte assez souvent à notre examen pour que les premiers nous puissions la signaler, a bien aussi assez d'inconvénients pour que nous ne croyions pas devoir la passer ici sous silence.

Sous tous les rapports, en y joignant encore la circonstance de son siége évident et principal, on doit la regarder comme agissant dans les limites du même système que le *favus*, avec plusieurs différences qui nécessitent leur séparation, mais avec des analogies qui exigent qu'elle n'en soit éloignée que le moins possible.

Les individus affectés de cette teigne nous ont toujours offert, sur le cuir chevelu, au moins, une tonsure plus ou moins étendue, toujours régulièrement circulaire, où les cheveux étaient naturellement coupés ou plutôt rasés à une ou deux lignes au-dessus du niveau de l'épiderme. A cette place, la peau était extrêmement sèche, plus compacte, plus serrée qu'aux parties saines ; les aspérités qui se faisaient remarquer étaient sensibles au toucher et à la vue ; elles étaient semblables à celles qui deviennent apparentes sur la surface de la peau à la suite de l'impression subite du froid, ou après le frisson causé par un sentiment d'horreur, enfin à ce que l'on appelle vulgairement chair de poule. La teinte de la peau était un peu bleuâtre ; mais lorsqu'on la grattait, la surface soumise à ce frottement se recouvrait d'une poussière fine et très-blanche semblable à de la farine très-tenue.

Elle commence à se manifester sur un point très-exigu qui devient le centre d'un cercle qui va toujours en développant sa circonférence; le brisement des cheveux est le résultat immédiat de cette altération des follicules. Quelquefois l'affection se communique à d'autres places éloignées du siége de l'invasion; il s'y établit un petit point qui se développe comme le premier par une extension excentrique, à la longue toutes ces circonférences finissent par s'atteindre, se confondre et ne faire de toute la tête qu'une surface entièrement tondue et recouverte des aspérités dont nous avons parlé. Nous avons vu plusieurs exemples de l'invasion générale du cuir chevelu par cette affection singulière.

Comme la *teigne faveuse* celle-ci peut aussi se fixer ailleurs que sur la tête; nous avons eu occasion de la remarquer sur les parties inférieures du corps, nous l'avons vue descendre très-bas sur les deux côtés du cou.

Si, par hasard, quelques follicules, au milieu de tous ceux qui les entourent, ont échappé à l'atteinte du principe morbide, les cheveux, dont ils protégent la racine, continuent à pousser; mais bientôt la contagion finissant par vaincre l'obstacle qui avait d'abord repoussé son invasion, ils sont comme les autres coupés à leur base.

Cette teigne est très-opiniâtre, néanmoins, par des soins assidus, nous en avons toujours triomphé.

TEIGNE AMIANTACÉE

La *teigne amiantacée* se reconnaît à la manifestation d'une pellicule luisante et argentine, ou plutôt nacrée, qui entoure la tige du cheveu. Les cheveux voisins recouverts de cette manière, s'unissent par mèches, ordinairement à la partie antérieure et supérieure de la tête, et présentent une surface striée, soyeuse et chatoyante, qui leur donne une ressemblance frappante avec l'amiante.

La comparaison ne pouvait pas être plus exacte, et il était impossible d'être amené plus près de la vérité que par cette ressemblance.

Lorsque l'on met la peau à découvert on aperçoit des sillons d'une profondeur un peu inégale aux places qui étaient recouvertes par les mèches amiantacées; cette disposition résulte du soulèvement et de l'écartement des follicules et des gaînes épidermiques. Quelquefois l'irritation du derme donne lieu à des pustules ou à des ulcérations qui laissent écouler une matière ichoreuse très-souvent jaunâtre qui tient en partie ces mêmes mèches de manière à ne laisser aucun doute sur le mélange d'une humeur qui n'est pas celle qui est propre à cette affection. Cette dernière, au surplus, est si peu abondante que l'on peut regarder cette teigne comme sèche, ce qui fait qu'elle n'exhale aucune odeur bien sensible.

Pour l'ordinaire, son invasion est précédée par une fièvre assez forte qui dure de deux à quatre jours; la tête devient le siége où se concentrent toutes les douleurs; elle est la proie d'une chaleur brûlante; des battements violents et des sensations pulsatives s'y font continuellement sentir; toute cette région devient très-impressionnable; au simple toucher les yeux sont rouges et gorgés de sang; une éruption de boutons qui se rompent, et d'où s'épanche un fluide ichoreux qui se dessèche promptement et met bientôt fin à cette première crise aiguë. Tout le cuir chevelu présente des traces de la phologose qui le tourmente; il est tantôt tuméfié, tantôt érithémateux. Mais ces symptômes primitifs disparaissent peu à peu pour laisser régner seule l'affection chronique, Néanmoins l'irritation du cuir chevelu n'est pas entièrement détruite, et l'on ne doit pas s'étonner de la voir de temps à autre produire quelque éruption pustuleuse et de petites ulcérations humides que l'on ne peut confondre avec la teigne amiantacée, proprement dite. C'est à cette irritation qu'il faut attribuer les exfolitations de l'épiderme qui peuvent quelquefois avoir lieu, mais qui ne peuvent être comparables à celles qui constituent la teigne furfuracée; puisque cette dernière cesse ses symptômes, lorsque la négligence la laisse devenir assez intense pour déplacer le siége de l'inflammation, le refouler plus profondément, et faire éclore l'exanthème amiantacé qui succède au furfuracé, dans ce cas, sans être précédé de la crise qui détermine sa naissance, lorsqu'il se manifeste de prime abord.

La faculté que l'affection furfuracée possède d'engendrer, pour ainsi dire, l'amiantacée, est digne de remarque, et elle est un des rapports qui existent entre elles. Ce sont les mêmes causes et les mêmes circonstances qui les font éclore l'une et l'autre.

Lorsque ces causes sont moins graves et moins actives, il n'en résulte que la première ; tandis que c'est la seconde qu'elles produisent, lorsqu'elles sont accompagnées d'une plus grande énergie. Cette dernière teigne doit être regardée comme plus grave dans son origine, et plus profonde dans son siége.

Les observations rapportées par Alibert, jointes aux nôtres, et les questions que nous n'avons jamais négligé d'adresser aux malades dans le cours de notre longue pratique, assignent pour causes déterminantes à cette affection les secousses violentes de la sensibilité morale. Dans les cas très-rares où elle peut ne pas sembler avoir cette origine, elle n'en est pas moins accompagnée de la tristesse. L'efflorescence qu'elle fait naître n'est point hideuse et repoussante par son aspect et l'odeur qu'elle exhale.

TEIGNE FURFURACÉE

La *teigne furfuracée*, dont nous allons nous occuper, est, comme la *teigne amiantacée,* amenée ordinairement par des causes également promptes et subites.

La *teigne furfuracée* se reconnaît à la manifestation d'écailles plus ou moins épaisses et larges, humides et adhérentes aux cheveux, ou bien sèches et sans adhérence selon la présence ou la disparition d'un suintement visqueux et fétide dont l'odeur est semblable à celle du lait aigri.

Cette teigne est précédée d'une céphalalgie qui dure de un à deux jours ; elle est suivie immédiatement d'un prurit et de la désorganisation de l'épiderme sur une ou plusieurs places du cuir chevelu ; un suintement ichoreux accompagne ce dernier accident. Les molécules furfuracées sont alors humides et agglutinées aux cheveux ; leur couleur est un peu rousse ; mais en se desséchant, elles deviennent plus blanches ; ces espèces d'écailles s'amassent sur la peau et ressemblent à un amas de gros son. Elles peuvent varier de la couleur rousse jusqu'à la plus éclatante blancheur ; elles s'étendent quelquefois jusque sur le front. Lorsqu'on appuie le doigt sur ces amoncellements, il occasionne un nouvel affaissement facile ; lorsqu'on enlève ce produit on découvre la peau entièrement dénudée. Quelquefois l'irritation fait naître isolément des vésicules ou quelques ulcérations, d'où un fluide ichoreux s'écoule ; mais elles ne constituent point la maladie elle-même ; une démangeaison assez violente est sans cesse entretenue sur la tête, elle diminue d'intensité avec la maladie.

L'épiderme se détruit et se renouvelle sans cesse ; la nature a dû le douer de cette facilité de régénération, afin que le derme ne se trouvât privé que le moins possible de son abri indispensable. Les fragments se présentant sous l'apparence furfuracée, c'est là probablement ce qui a porté à penser qu'il était formé d'écailles imbriquées; mais ces parcelles ne proviennent réellement que de son exfoliation. Il ne nous paraît pas douteux que le fluide excrété ne soit contraint, de se concréter de manière à former une pellicule. L'épiderme soulevé se déchire aux points que nous avons indiqués, il est remplacé sur-le-champ. Le nouveau produit est soulevé à son tour et remplacé de même, ainsi de suite. La sérosité continuellement fournie prévient l'effet du dessèchement complet ; l'épaisseur des parcelles d'épiderme a un degré de plus ; elles n'ont pas le temps de se coaguler simultanément pour reformer une surface plane et étendue, et il résulte de ce travail actif et déréglé un amas de molécules furfuracées.

Lorsque après une altération quelconque de la surface cutanée, on voit arriver la guérison, l'épiderme ne se reproduit pas d'un seul jet ; mais après des tentatives qui se succèdent rapidement ; de là ces exfoliations qu'on voit longtemps avant l'établissement d'un épiderme nouveau et parfaitement régulier.

Ainsi nous pensons que le produit de la *teigne furfuracée* n'est qu'une réunion de débris épidermiques. Lorsqu'ils sont imprégnés du fluide visqueux qui accompagne leur formation, ils sont adhérents aux cheveux, et il s'en élève une odeur caséeuse; quand ils sont desséchés, ils n'adhèrent plus; la moindre secousse en obtient la chute, et ils sont devenus inodores.

Cette affection attaque tous les âges ; les impubères y paraissent plus sujets ; cependant nous avons traité un trop grand nombre d'adultes qui en étaient atteints pour la regarder simplement chez eux comme une exception, elle parcourt la carrière de son existence sans interruption jusqu'à son dernier terme, quelquefois seulement elle semble se ralentir ; le suintement diminue, s'arrête ; les parcelles se dessèchent, tombent en partie ; la guérison est sur le point de s'accomplir ; lorsque soudain le suintement ichoreux reparaît, altère de nouveau l'épiderme qui commençait à se rétablir, et reproduit ce que nous avons déjà écrit.

Ces espèces d'oscillations ne vont pas jusqu'à la disparition entière de l'exanthème pour le laisser surgir ensuite sous l'influence du renouvellement des saisons à des époques périodiques.

La durée de cet exanthème n'est pas fixée d'une manière irrévocable, elle varie selon les individus qu'elle afflige; nous en avons vu un assez grand nombre la conserver depuis leur enfance jusqu'à la puberté. La vie semble se renouveler alors, quand elle ne succombe pas dans une lutte pénible, et son triomphe sur la ténacité de cette *teigne* est presque assuré; néanmoins nous l'avons vue quelque fois s'opiniâtrer et survivre à cette époque critique.

La répercussion de cette *teigne* peut donner lieu à des désordres, sans amener la destruction définitive ; on la voit reparaître après ces imprudentes tentatives avec une énergie nouvelle.

Les symptômes furfuracés peuvent se manifester, ailleurs que sur le cuir chevelu ; nous les avons rencontrés assez souvent bien caractérisés à l'orifice des membranes nasales, autour de la bouche, aux oreilles, etc.

Lorsqu'on a l'habitude d'examiner les efflorescences cutanées, il n'est pas possible de méconnaître la *teigne furfuracée*, à quelque région qu'elle apparaisse.

TEIGNE MUQUEUSE

La *teigne muqueuse* se reconnaît à la manifestation d'une matière muqueuse qui agglutine les cheveux en masse et par couches, ou qui, par son dessèchement, forme des croûtes, surtout aux places qui sont privées de cheveux; car elle n'apparaît pas seulement au cuir chevelu, mais encore vers les tempes, les oreilles, au front, et quelquefois même à d'autres régions moins élevées; la couleur de cet exanthème varie de la couleur jaune pâle au jaune verdâtre.

Parfois le cuir chevelu, soulevé par le fluide qui cherche à le traverser, se tuméfie sur plusieurs points, de manière à présenter des inégalités nombreuses. Souvent on voit les oreilles acquérir ainsi le double de leur volume ordinaire.

On a vu une étendue considérable du cuir chevelu gonflée de cette manière au point de nécessiter le secours d'un instrument pour ouvrir un passage à la matière ichoreuse qui ne pouvait parvenir elle-même à se frayer une issue.

Mais, pour l'ordinaire, le fluide trouve à s'infiltrer à travers l'épaisseur de la peau; il est néanmoins encore forcé en dernier lieu de soulever l'épiderme au-dessus de chaque petite source qu'il s'est créée.

Le soulèvement de l'épiderme produit alors l'apparition d'autant de vésicules ou de pustules. Ces dernières sont bientôt contraintes de se rompre, et tout obstacle se trouvant dès lors enlevé, la matière ichoreuse s'écoule désormais sans difficulté. Lorsque le suintement est moins abondant et que le dessèchement peut s'opérer le plus promptement sous l'influence atmosphérique, il s'établit des croûtes qui ont une ressemblance assez exacte avec la cire naturelle souvent elles sont un peu plus verdâtres.

Les issues qui sont ouvertes soit par la violence du malade qui se gratte, soit par la rupture naturelle des vésicules, laissent écouler la matière ichoreuse qui forme le produit de cette teigne. Cette humeur visqueuse, jaunâtre lorsqu'elle est assez épaisse, ce qui a lieu pour l'ordinaire, compose des croûtes de même couleur, d'une consistance molle. La première couche, mince d'abord, augmente en épaisseur par l'addition continuelle de la même matière qui ne cesse d'être fournie par le suintement des achores. Sur la même tête, on trouve des croûtes arrondies fort épaisses, d'autres qui sont minces et lamelleuses. Les cheveux sont impliqués dans cette agglomération des produits successifs de cette affection sous les dernières formes. Quelquefois cette humeur est très-abondante et très-fluide, de telle sorte qu'elle ne s'arrête pas à la surface ; on la voit couler sur le derme qui n'est recouvert par rien alors; elle sort par les diverses issues qu'on lui a données ou qu'elle s'est frayées elle-même. Mais cette espèce de limpidité de ce liquide n'est pas de longue durée, il ne tarde pas à s'épaissir, à devenir filant, entièrement muqueux et susceptible de composer les croûtes qui caractérisent cet exanthème.

Assez souvent l'éruption a lieu sur la face, notamment sur le front, les joues et le menton ; lorsque les croûtes s'y sont formées, la physionomie n'est plus la même, elle est changée comme elle le serait par un masque ; de là le nom de *larvalis* qui lui a été donné par quelques auteurs. On voit aussi cet exanthème se manifester sur d'autres parties du corps.

Plusieurs observations se réunissent encore pour augmenter le nombre des caractères de cette affection et en même temps celui des preuves qui ne permettent aucun doute sur l'origine de la matière qui en compose l'efflorescence.

Lorsque quelques causes, même extérieures, comme l'impression du froid, arrêtent le suintement ichoreux, et amènent le dessèchement des croûtes avant que l'épuration réclamée par la lymphe soit terminée, les malades deviennent moroses et taciturnes; ils sont en proie à une anxiété vague qui les tourmente; mais si l'écoulement vient à recommencer, ils reprennent leur gaité ordinaire, et toutes leurs fonctions s'accomplissent avec régularité.

On aperçoit d'un coup d'œil les conséquences que l'on doit tirer de la facilité avec laquelle se déplace cette excrétion naturelle ; les indices qui résultent des variations qu'elle peut présenter dans sa marche; les dangers d'une répercussion imprudente et les méprises nombreuses et funestes qui ont dû être enfantées par l'erreur qui tendait à faire considérer les teignes comme des variétés de la même affection, toutes susceptibles d'être traitées par des procédés généraux.

La teigne muqueuse commence à paraître au printemps et se termine dans l'été ; elle reparaît dans l'automne et se supprime pendant l'hiver ; telle est la périodicité à laquelle elle est soumise, lorsqu'elle est ordinaire et bénigne ; mais assez souvent elle prend un caractère plus grave, elle devient chronique et continue son règne sans interruption pendant plusieurs années.

Les accidents de la teigne muqueuse peuvent aussi se compliquer et acquérir une intensité redoutable. Autant la *teigne muqueuse* est utile, autant elle devient funeste par suite des erreurs dont elle est l'occasion. Elle exige ainsi que la *teigne granulée* dont nous allons nous occuper, une surveillance de la part du médecin plus assidue que toutes autres, pour en prévenir les dangers.

TEIGNE GRANULÉE

La *teigne granulée* se reconnaît à la manifestation de croûtes, tantôt grises, tantôt brunâtres, dont une partie forme de petits boutons qui, par leur adhérence à la peau, lui donne une rugosité sensible au toucher ; et l'autre partie de petits grains de grosseur inégale sans configuration régulière, lesquels tiennent à la tige des cheveux qui en sont hérissés.

Cette teigne ne doit pas être éloignée de la précédente ; elles méritent d'êtres soumises ensemble à un examen attentif qui fait ressortir d'une manière claire et évidente les points de différence qui les séparent et les analogies importantes qui les rapprochent, pour les placer sous des considérations du même ordre.

Le fluide qui s'écoule à l'extérieur du cuir chevelu dans cette teigne n'est point filant et muqueux ; C'est ce qui fait qu'au lieu de s'épaissir simplement et de devenir compact et poisseux comme dans la *teigne muqueuse*, dont la matière est gluante et ne peut par conséquent se diviser d'elle-même, il se divise en se resserrant, se durcit et forme des grains isolés les uns des autres. On conçoit encore qu'au moment même où le suintement s'opère par les diverses issues que le fluide s'est procurées ou qu'on lui a données, la concrétion commence et s'achève assez promptement, dès lors impossibilité à ce qu'il se forme des couches compactes. Il s'établit donc de petites concrétions sur chaque foyer de suintement; ces concrétions ont la configuration de boutons irréguliers dans leur forme et leur volume. Comme ces foyers sont rapprochés les uns des autres, il en résulte une surface qui présente de nombreuses aspérités au toucher ; ces boutons sont souvent entourés d'écailles furfuracées qui ne sont autre chose que le produit de l'exfoliation de l'épiderme, nécessité par l'irritation de la peau ; mais le suintement ne se ralentit pas, il humecte la base de ces boutons ; ils sont soulevés par la matière qui afflue sous eux ; ils s'isolent de la peau, et comme ils ont au moins chacun un cheveu dans leur centre, ils sont entraînés par sa croissance ; ils se dessèchent de plus en plus, se durcissent et deviennent d'une nature presque pierreuse. Ces grains ainsi enlevés par l'allongement des cheveux, les conditions qui ont donné lieu à leur formation, ne cessent de se reproduire, et chaque cheveu se charge ainsi de plusieurs grains, à diverses distances de la longueur qu'il a acquise pendant que l'écoulement ichoreux ne s'est pas interrompu. La couleur de ces grains est due aussi à la partie sanguine qui entre dans leur substance, et sa plus ou moins grande abondance les fait varier du gris à une teinte très-brunâtre.

Il est facile de ne pas confondre ces petites granulations avec les couches compactes et lamelleuses de la *teigne muqueuse* et avec les *tubercules faveux*, ni même avec les débris de ces derniers, lorsqu'ils restent attachés aux cheveux, car ils ne cessent de ressembler à des fragments de soufre concassés ; tandis que le produit granulé est gris et brunâtre.

Il arrive quelquefois encore que l'éruption a lieu à la face, aux joues principalement; l'absence des poils s'oppose à la formation des grains; il ne s'établit que des croûtes rugueuses qui tombent et se renouvellent ; c'est là ce que souvent on a appelé *dartre crustacée*.

L'odeur qu'exhale la *teigne granulée* a une grande analogie avec celle de la *teigne muqueuse*, mais il s'y mêle quelque chose de plus qui ressemble à celle de la graisse et du beurre rancis. Elle est encore accompagnée d'une quantité innombrable de poux qui pullulent d'une manière effrayante sur les têtes qu'elle affecte. Ces animalcules forment un de ses caractères particuliers. Ce que l'on en a dit à l'égard des autres teignes est exagéré et on leur a attribué ce qui ne devait l'être qu'à la négligence et à la malpropreté; pour s'en convaincre, il suffit d'observer une tête sur laquelle la teigne faveuse vient à remplacer la granulée, et l'on verra soudain se dissiper la fourmilière pédiculaire.

Lorque les enfants se grattent il arrive souvent qu'ils déchirent le cuir chevelu, de manière à donner lieu à une émission sanguine. Dans la *teigne muqueuse* le sang est très-rouge et paraît être d'une assez grande pureté ; dans la *teigne granulée*, au contraire, il est très-noir, et il annonce ainsi dans quel état il est parvenu à l'extrémité de sa circulation.

Les mêmes causes doivent donc influer sur les deux exanthèmes *muqueux* et *granulé* ; aussi les voit-on apparaître sous la périodicité des mêmes circonstances ; il faut néanmoins faire entre la *teigne granulée* et la *muqueuse* une distinction qui résulte des choses mêmes.

Les enfants bruns sont plus naturellement sujets à la *teigne granulée*, elle est du moins sur eux plus intense, reparaît plus souvent aux époques de périodicité, et sa durée est toujours plus longue.

Il faut se souvenir qu'en assimilant les deux affections sous le rapport de leur cause et du développement de leur produit, il est indispensable de considérer la granulée comme susceptible aussi de devenir chronique, de déterminer, par la lésion grave et permanente de la couche où est son siége, l'appel de la matière qui y affluait d'elle-même, et de rendre l'écoulement actif de passif qu'il était d'abord, mais néanmoins bien moins fréquemment que la *teigne muqueuse*. Les conséquences d'une pareille dégénération de ces deux affections peuvent devenir très-graves et souvent mortelles, en changeant un moyen d'épuration en un foyer qui absorbe chaque jour ce que la nutrition ne peut remplacer, et amène la maigreur, la consomption et la prostration des forces.

Un fait particulier à la *teigne granulée*, c'est qu'il arrive souvent qu'elle se manifeste, pour quelque temps seulement, lorsque la *teigne faveuse* est entièrement guérie. Ce phénomène n'a rien qui doive étonner ni inspirer des craintes ; il n'est que le complément d'un retour à l'état normal le plus complet. Souvent encore, après la guérison du *favus*, on voit repulluler les poux, en grande abondance, ce qui annonce qu'il s'exhale quelque perspiration qui retient des propriétés éminemment nutritives pour eux, comme la substance granulée.

L'engorgement de tous les vaisseaux qui entrent dans la contexture du cuir chevelu, donne lieu à une augmentation sensible de son épaisseur ; l'inflammation s'y établit à différents degrés d'intensité, lorsque la vigilance n'est pas attentive à la prévenir par la propreté et des précautions faciles à pratiquer. On voit souvent l'état du malade empirer sous plus d'un rapport. Outre le dépérissement qui devient la suite d'une évacuation continuelle qui n'est plus nécessitée par l'état du sang ou de la lymphe, mais par la puissance d'un stimulus local, le derme voit quelquefois modifier sa vitalité, de manière à ce qu'il présente de nouvelles altérations au milieu des premières. C'est ainsi que nous avons vu, à la suite de la *teigne muqueuse* et de la *granulée*, survenir, à la tête une *dartre squammeuse* humide qui ne se bornait pas à cette région, mais qui finissait par s'étendre au loin.

Ainsi l'innocuité primitive de ces deux exanthèmes ne doit pas porter à les négliger. Ils nécessitent une surveillance continuelle et plus sévère même que la *teigne faveuse* qui est constante et inébranlable dans sa marche, tandis qu'ils sont susceptibles de transformations fâcheuses et de répercussions plus redoutables encore, puisqu'elles peuvent se résoudre en métastases mortelles.

Ce que présente de plus important ce que nous avons dit de ces deux affections, c'est qu'elles n'ont aucun rapport avec le *favus.* Nous avons indiqué leur caractère, de manière à ce qu'on ne puisse plus les confondre, non pas seulement sous le rapport de leur aspect, mais sous d'autres rapports autrement sérieux. Il découle de cette théorie nouvelle des corollaires qu'aucun homme de l'art ne peut être embarrassé de mettre à profit. Ils étaient loin d'être présentés par la croyance erronée que les teignes étaient le produit d'un principe herpétique qui ne devait qu'à des circonstances accidentelles les variations qui se faisaient remarquer dans les efflorescences diverses dont il était l'unique germe.

Quelquefois, croyant combattre un vice intérieur très-opiniâtre, on a multiplié les moyens thérapeutiques les plus redoutables. On a soumis de jeunes enfants à prendre chaque jour et pendant longtemps encore des pilules, des potions dans la composition desquelles entraient des substances minérales les plus violentes et dont l'effet est si souvent funeste chez des personnes dont le tempérament est formé, et que l'on ne peut délivrer par d'autres moyens de quelque affection invétérée.

Que de jeunes victimes nous avons vues conduites au tombeau par ces attaques énergiques que l'erreur réunissait contre une affection bénigne que les applications les plus douces, les soins de la propreté auraient menée à son terme naturel.

D'autres fois on a vu disparaître ces mêmes exanthèmes naturellement ou à la suite des soins qui n'étaient pas trop opposés à leur nature, et l'on a cru avoir trouvé un moyen infaillible de guérir la *teigne*. Un succès a donné cette assurance, et on ne l'a pas abandonné ensuite, quoiqu'on l'ait vu se briser contre la ténacité de la *teigne faveuse*.

Nous n'avons pas besoin d'insister sur les conséquences; les gens de l'art sauront mieux encore les déduire et les apprécier que nous ne prétendrions pouvoir le faire; notre tâche à nous est suffisamment remplie, en leur montrant le principe que notre longue pratique nous a facilité les moyens de découvrir au milieu des incertitudes et des erreurs qui le cachaient à tous les yeux.

CRASSE LAITEUSE

Il se manifeste encore sur la tête des enfants à la mamelle des croûtes qui réclament un examen attentif, lors même qu'il n'en résulterait d'autre avantage que celui de les bien reconnaître et de ne se trouver nullement embarrassé à leur aspect. Ce ne serait pas sans inconvénients qu'on les confondrait avec les *teignes* précédentes, et la méprise pourrait devenir d'autant plus redoutable qu'elle induirait à avoir recours à des médications qui souvent ne se borneraient pas à leur inutilité, mais feraient succéder de véritables affections plus ou moins graves à ce qui ne peut, sous aucun rapport, être regardé comme une maladie.

Il est au surplus une de ces *crasses* dont nous croyons qu'on ne s'est pas encore occupé ; qui, par son séjour prolongé sur le cuir chevelu, devient la cause d'une alopécie à laquelle il n'est pas ensuite possible de remédier, quoique cette croûte ne soit le produit d'aucune lésion appréciable ; elle exige par cette raison une attention particulière.

On a désigné sous le nom de *crusta lactea*, *lactumen*, *croûte de lait ou croûte laiteuse*, une croûte de matière poisseuse, de couleur roussâtre plus ou moins foncée qui se manifeste sur le sinciput et s'étend ensuite jusque vers les tempes pendant les premières années des enfants et notamment tant qu'ils sont encore à la mamelle. Cette croûte est quelquefois composée d'un grand nombre d'écailles de la même matière, large de cinq à six lignes, lesquelles s'imbriquent les unes sur les autres de la même manière que celle des poissons. Ces écailles répondent à la place d'où la matière sort en plus grande abondance. D'autres fois, l'émission de cette matière s'opère sur tous les points avec une égale énergie, de sorte que par son dessèchement, elle forme une couche entièrement plane, qui recouvre toute l'étendue sur laquelle elle est posée. Tantôt elle ne constitue qu'une membrane très-mince, tantôt cette membrane devient très-épaisse, et elle présente çà et là des proéminences qui révèlent au-dessous d'elles des foyers d'où la substance a été émise avec plus d'abondance, quoique partout ailleurs elle l'ait été d'une manière suffisante pour ne point donner lieu à des fragments isolés et squammeux ; mais déterminer une couche entièrement plane et compacte, à part toutefois ces inégalités.

Après avoir fait disparaître cette crasse, nous l'avons vue toujours reparaître et recouvrer le même volume au bout de vingt jours. Seulement sa couleur tirait un peu plus sur le blanc, et il fallait encore quelques jours pour lui laisser acquérir la teinte brunâtre de la première. L'odeur de cette croûte a quelque chose de fade qui ressemble à celle qui est propre au laitage.

Dans ce dernier cas, il serait facile de confondre cette *croûte* avec la *teigne muqueuse*, ou de la regarder comme une de ses variétés ou un degré de son intensité. En effet, elle a acquis quelquefois trois ou quatre lignes d'épaisseur, sa couleur et sa disposition la rendent parfois très-ressemblante au produit de cette teigne. Mais, quelle que soit la force de cette similitude, il est un moyen de ne pas se laisser tromper par elle. Cette *croûte laiteuse* n'a aucune adhérence avec le cuir chevelu ; qu'on l'enlève sans altérer en rien ce dernier et l'on verra que les cheveux mêmes ont pu croître en dessous ; on les coupe facilement afin d'isoler la couche compacte et épaisse qui repose plutôt sur eux que sur la peau. Nous avons trouvé des fragments de cette croûte où la longueur des cheveux du côté du derme était plus considérable que du côté opposé. Il n'en est pas ainsi de la *teigne muqueuse*; sa matière n'est pas simplement retenue par l'agglutination des cheveux mais elle tient à la peau. En enlevant son produit, on découvre à la place qu'il recouvrait une érosion qui indique la destruction de l'épiderme, un suintement qui persiste sur cette même surface enflammée sur laquelle le dessèchement reproduit bientôt ce qui a été ôté. La phlogose qui tourmente le cuir chevelu est du reste trop évidente, pour qu'on puisse rester dans l'erreur; et l'empâtement qu'il laisse reconnaître au toucher établit seul, avec l'état sain, une différence sensible et caractéristique.

On ne peut pas considérer cette croûte comme le produit d'un degré moins avancé de la *teigne muqueuse*, puisqu'elle n'est accompagnée d'aucune lésion élémentaire; elle ne peut entrer en aucune manière dans la catégorie des *affections morbides*, le cuir chevelu ne présente aucune trace d'altération, ni les plus légers signes d'irritation, et la santé générale de l'enfant ne laisse apercevoir aucun dérangement.

C'est à un amas de diverses excrétions qui s'épaississent sur le derme, sans être le produit de sa désorganisation, qu'il nous semble convenable de réserver le nom de *crasse*, PORRIGO. Pour que cette application soit justement donnée à un exanthème, il faut que, lorsqu'il est enlevé, il ne reste au-dessous aucune lésion; alors il n'a point de racine, il ne tient point au derme, il n'en est pas une efflorescence, il n'en doit pas conserver le nom, il n'est qu'une *crasse*, PORRIGO.

La *croûte laiteuse* est assez fréquente pour n'avoir pas manqué d'attirer l'attention; comme son séjour sur le cuir chevelu n'a pas causé des désordres sensibles, on a pensé qu'il était inutile d'abréger, on a même avancé qu'il serait dangereux de le tenter. Il n'est pas douteux que ce serait aller directement contre la raison que de recourir à des médications qui ne sont indiquées ni réclamées par rien et dont les suites ne pourraient qu'être funestes, si elles ne se bornaient pas à être inutiles. Mais il ne faut pas se dissimuler que l'application d'une semblable matière sur le cuir chevelu ne contribue à l'entretenir dans un certain état de mollesse qui n'est nullement préférable à la tonicité qu'il pourrait recevoir de l'influence de l'air.

CRASSE MEMBRANEUSE

On rencontre encore une crasse différente de la précédente, mais bien moins fréquemment, quoiqu'elle se manifeste aussi sur les enfants à la mamelle et que nous la voyions également se reproduire après la guérison de la *teigne faveuse*, seulement sur les sujets qui sont blonds et en qui tout révèle un tempérament lymphatique. Cette *crasse* forme une membrane peu épaisse, mais très-serrée, parfaitement semblable au parchemin; elle est très-intimement appliquée sur le cuir chevelu sans avoir avec lui une adhérence telle qu'on ne puisse la séparer sans excorier ce dernier. Lorsqu'on veut détacher cette membrane, il faut employer un léger effort; on dirait, en l'enlevant, qu'on arrache la peau par lanières, mais il n'en est rien; on ne trouve au-dessous aucune lésion; l'épiderme n'est nullement altéré; ce n'est encore là qu'un véritable PORRIGO qui ne tient au cuir chevelu par aucune racine; elle s'est amassée sur sa surface sans être le produit de sa désorganisation. Elle mérite aussi d'attirer l'attention sous le rapport des désordres dont son séjour, sur le cuir chevelu, peut être la cause et sous celui des méprises auxquelles elle peut donner lieu.

Nous ferons remarquer que, quoiqu'elle se manifeste ordinairement pendant la lactation et même au temps le plus voisin de la naissance, nous l'avons vue apparaître pour la première fois sur des enfants qui avaient atteint déjà l'âge de cinq ans, ce qui ne s'est jamais présenté à notre observation, relativement à la croûte laiteuse qui apparaît toujours dans les premiers temps de la vie, et qui ne persiste pas au delà de la troisième ou quatrième année sans que la *teigne granulée* vienne la remplacer.

Lorsqu'on n'a pas soin d'arrêter la formation de cette *couche membraneuse* et qu'on la laisse séjourner sur le cuir chevelu, elle finit par déterminer une *alopécie* à laquelle il n'est plus ensuite possible de porter remède.

La *crasse membraneuse* avance moins en arrière que la *laiteuse*, mais elle descend plus avant sur le front, vers les deux tempes et les deux pariétaux; c'est à elle qu'on doit attribuer les alopécies que présentent sur cette même étendue des personnes jeunes encore.

Celles qui sont amenées par l'âge, les maladies et les chagrins, ne choisissent presque jamais ces siéges de préférence; c'est le sommet de la tête qu'elles dégarnissent d'abord; il reste encore longtemps des cheveux derrière la tête, sur les côtés et au-dessus du front, de sorte qu'il se forme une espèce de couronne.

Lorsque nous avons été mis à temps dans la possibilité de détruire cette croûte, nous avons toujours vu les cheveux croître sans rien présenter d'étrange, quoique nous n'eussions employé aucune médication propre à agir directement sur les bulbes. Nous l'avons vue se manifester, comme la croûte laiteuse, sur les adultes que nous venions de guérir de la *teigne faveuse*, aux places mêmes où les cheveux allaient reparaître dans toute leur vigueur, lorsque le *favus* n'avait pas porté son influence jusqu'aux bulbes et détruit les seuls organes d'où leur tige pût s'élever.

La *crasse membraneuse* a une persistance qui n'est point le partage de la *croûte de lait*, et nous avons fréquemment eu occasion de l'observer sur des sujets qui l'avaient conservée depuis leur naissance jusqu'à l'âge de quinze et même dix-sept ans; mais ils présentaient aussi toutes les indications d'une constitution lymphatique.

Cette crasse, ainsi que la première, n'est accompagnée d'aucun trouble dans l'économie générale et habituelle; elle ne recouvre aucune lésion locale dont elle soit le produit. L'excrétion ne doit pas être combattue, elle est réclamée; mais le séjour de la matière de l'excrétion sur le cuir chevelu n'est exigé par rien; il peut seul devenir une cause de désordres.

L'alopécie, qui est le résultat de la superposition prolongée de ce parchemin sur les orifices par où doivent sortir les cheveux, exige que l'on ne néglige pas d'en rechercher la destruction.

Nous n'avons trouvé nulle part la description de la *crasse membraneuse;* quelques mots de Lorry semblent s'y rapporter, mais ils sont immédiatement suivis de particularités qui lui sont trop étrangères. Elle n'est pas très-commune du reste, et elle a pu échapper à l'observation. Lorsqu'elle vient s'offrir inopinément, il n'est pas étonnant qu'elle devienne l'occasion de méprises plus ou moins funestes.

Quoique les *deux croûtes* que nous venons de décrire ne soient pas la conséquence d'un état pathologique du cuir chevelu; elles nous ont semblé se recommander comme des appendices indispensables à l'histoire des véritables exanthèmes désignés sous le nom de *teigne*. La connaissance de leur formation et de leur nature présente quelque intérêt, et celle de leurs caractères distinctifs est très-importante, puisqu'elle est destinée à empêcher qu'on ne les confonde avec des affections réelles et souvent opiniâtres.

Il est bon d'observer que toutes ces espèces de *teignes*, quoique n'étant pas essentiellement contagieuses, peuvent cependant le devenir, et surtout la *faveuse*, chez les sujets prédisposés ; ce qui doit engager à éviter tout ce qui pourrait favoriser cette contagion.

DOCUMENTS

ET

EXTRAITS DE DIVERS JOURNAUX

« La pathologie cutanée était presque restée stationnaire; elle n'avait cessé d'être placée sous l'influence des anciennes routines; la science a dû diriger sur elle tous ses efforts, et elle a, de nos jours, obtenu des succès éclatants. L'importance des moindres faits qui se rattachent à des connaissances encore imparfaites, a porté un grand nombre de personnes à exhorter les frères M.-Mahon à publier ce qu'une longue pratique a pu leur révéler sur un groupe qui fait partie de la famille nombreuse des maladies de la peau.

« L'administration des hôpitaux de Paris, en leur confiant le traitement *des exanthèmes teigneux et des affections du cuir chevelu* à l'hôpital Saint-Louis, à l'hôpital Beaujon, etc., *comme médecins spéciaux* des 22,000 enfants trouvés et orphelins de Paris, que l'assistance publique entretient dans 12 départements, savoir : Aisne, Côte-d'Or, Eure, Loir-et-Cher, Loiret, Nièvre, Nord, Pas-de-Calais, Saône-et-Loire, Sarthe, Somme, Yonne, leur a offert la possibilité de recueillir des observations mille fois répétées; il n'est pas possible de contester cette vérité.

« Les établissements de charité doivent être doublement utiles à l'humanité, en prodiguant des secours aux malades et en facilitant les progrès de la science. Les hôpitaux de Rouen, de Lyon, d'Arras, de Saint-Quentin, etc., ont imité ceux de Paris; que leurs administrateurs reçoivent les bénédictions des infortunés que leur zèle leur a fourni l'occasion de guérir!

« Après avoir passé une partie de leur vie à secourir ceux qui étaient en proie à des affections assez généralement peu connues, les frères M.-Mahon ont pensé qu'en cherchant à déterminer leur nature respective, ils contribueraient puissamment à diminuer à l'avenir leurs ravages et leurs dangers.

« Des obstacles, des difficultés auraient pu les arrêter; des hommes célèbres, avides du progrès de la science et du soulagement des malheureux, se sont empressés de les aplanir. Alibert, Richerand, Rayer, ont eu des imitateurs; les frères M.-Mahon ont trouvé la même bienveillance chez tous les médecins avec qui ils ont eu des rapports.

« Pourrais-je ne pas saisir l'occasion de rendre un hommage public aux femmes pieuses qui consacrent leur vie au soulagement des misères humaines? Ce sont elles qui, depuis un temps immémorial, soignent avec patience ces maladies hideuses que l'art avait lui-même abandonnées; celles qui connaissent l'application de la méthode des frères M.-Mahon, si douce et si certaine, n'ont certes plus le courage d'appliquer le cruel supplice de la *calotte* ni l'*épilation avec pinces*, moins praticable encore à cause de ses douleurs atroces, invention de Samuël Plumbe, médecin anglais, que vient de s'approprier tout récemment le pavillon Saint-Mathieu; mais il faut bien le dire, sans succès pour la guérison.»

(*Nouvelliste de Rouen.*)

« Nous avons signalé plusieurs fois une amélioration notable dans le traitement d'une triste maladie dont en général les familles ne se préoccupent pas assez. Nous voulons parler de la TEIGNE et de toutes les maladies des CHEVEUX qui se guérissent, rue de Crosne, n° 49, et hôtel d'Angleterre, à Rouen, par le procédé des frères M.-Mahon, de l'hôpital Saint-Louis, à Paris.

« Les individus atteints du FAVUS se présentent ordinairement longtemps après en avoir attendu la guérison naturelle. L'on conçoit que la même attente peut voir arriver la guérison des autres, surtout de la teigne muqueuse, granulée et du pityriasis de la tête, qui donne lieu à des démangeaisons, rougeurs et pellicules, qui amènent la chute des cheveux, lorsqu'il n'y est pas porté remède à temps.

« On est accoutumé à voir sur les enfants ce qu'on appelle vulgairement la GOURME. — Malheureusement, il arrive trop souvent qu'on prend pour elle ce qui n'est point une affection *salutaire* et *dépurative*, et, en se reposant sur *une erreur trompeuse*, on laisse acquérir au mal une intensité redoutable.

« C'est la destruction de toutes ces maladies qui intéresse le plus la population tout entière. Ce sont elles que MM. Mahon frères, à Paris, ont trouvé le moyen de guérir à tous les degrés de développement. Quant aux autres affections, nous pensons que MM. Mahon doivent à l'habitude et à la connaissance qu'ils ont acquise la certitude de ne pas les confondre, d'en saisir toutes les phases et de les traiter de la manière la plus convenable. »

(*Nouvelliste de Rouen.*)

TRAITEMENT DES FRÈRES M.-MAHON

POUR LA GUÉRISON DE LA TEIGNE

« La commission administrative des hospices de Saint-Quentin informe le public que l'un des frères M.-Mahon, chargé de la guérison de la teigne et des maladies du cuir chevelu, à l'hôpital Saint-Louis, de Paris, séjournera à l'Hôtel-Dieu de Saint-Quentin, du 7 au 11 mars 1854.

« Les malades indigents du département de l'Aisne peuvent se présenter au pansement et à la consultation gratuite qui se feront tous les matins à l'Hôtel-Dieu, de 8 heures à 10 heures.

« La Commission administrative fournit aux indigents munis d'un certificat délivré par le maire de la commune, les médicaments nécessaires pour les pansements faits par M. M.-Mahon.

« Il n'est pas nécessaire que les malades éloignés de Saint-Quentin y séjournent pendant toute la durée du traitement et du pansement; mais il faut qu'ils soient accompagnés par une personne intelligente à qui MM. Mahon donneront les indications nécessaires pour faire utilement les pansements.

« MM. M.-Mahon ont commencé en septembre 1853 l'application de leur traitement de la teigne et des maladies du cuir chevelu. Les résultats obtenus jusqu'à ce jour ont hautement justifié les espérances de la Commission administrative : des cas de teigne contagieuse, qui dataient de 4, 6, 8 et 12 ans, et qui avaient résisté à des années entières de médications, ont été radicalement guéris en quatre mois par le traitement des frères M.-Mahon.»

Le doyen de la Commission administrative,

ROSEY.

« Ils sont dépositaires, de père en fils, d'un spécifique dont l'efficacité ne peut être révoquée en doute. On lit dans la *Monographie des dermatoses*, d'Alibert : « ... L'autorité des frères M.-Mahon « doit être d'un certain poids, *puisqu'ils sont, sans contredit, les* « *hommes d'Europe qui ont visité et guéri le plus de teigneux.* » Un pareil témoignage suffirait. Nous ajouterons quelques observations qui ne sont pas sans intérêt pour un assez grand nombre de familles de Saint-Quentin et du dehors.

« Chargés depuis longtemps, dans les hôpitaux de Paris, du traitement spécial des exanthèmes teigneux, MM. M.-Mahon ont organisé le même service à Lyon, à Rouen, à Dieppe, à Elbeuf, à Louviers, à Reims. Des milliers de cures, dans des cas réputés désespérés, ont étendu leur réputation et les heureux effets d'un procédé consacré maintenant par la suprême autorité de l'expérience. L'administration des hospices de Saint-Quentin, dont on connaît le zèle, et qui avait lieu de se préoccuper de la multiplicité des affections teigneuses, vient à son tour de suivre l'exemple des hôpitaux de Paris. M. M.-Mahon a passé plusieurs semaines dans notre ville en septembre dernier. Descendu à l'Hôtel-Dieu, sans autre indemnité que le remboursement des frais de voyage, M. M.-Mahon a donné, chaque jour, ses soins à tout individu recommandé comme indigent. Les médicaments ont été fournis sur les indications du médecin spécial, avec le concours bienveillant et désinteressé de MM. les médecins de l'établissement. C'est là, du reste, de bonne économie générale. Les hôpitaux de Paris avaient dépensé des millions en pure perte pour le traitement de la teigne, avant de s'adresser aux frères M.-Mahon.

« On comprend que le remède n'opère pas instantanément, et qu'une pareille maladie, invétérée la plupart du temps, ne disparaît pas du jour au lendemain. La négligence des parents pourrait, d'ailleurs, prolonger le traitement. Nous croyons que déjà des résultats très-satisfaisants peuvent être constatés. Il est à notre connaissance qu'un enfant regardé comme très-malade, et dont l'affection résistait depuis plusieurs années aux traitements les plus énergiques, est en très-bonne voie de guérison.

« Un avis de M. le sous-préfet, inséré dans les journaux de Saint-Quentin, annonce que l'un des frères M.-Mahon revient à Saint-Quentin et qu'il y séjournera à dater de demain lundi, 7, jusqu'au 12. Les familles pauvres de l'arrondissement peuvent s'adresser à lui sans autre titre qu'un certificat d'indigence délivré par le maire de la commune.

« L'avis ne sera pas moins utile aux personnes aisées qui voudraient mettre à profit ce séjour.

« On s'occupera probablement plus tard, des moyens d'étendre aux autres arrondissements les avantages que nous signalons. »

C. Souplet.

En novembre dernier, nous avons publié quelques réflexions sur le mode de traitement, récemment adopté à Saint-Quentin, d'une triste maladie beaucoup plus répandue qu'on ne le croit généralement. Endémique dans certaines contrées, la teigne exerce partout des ravages plus ou moins étendus, et, si les enfants pauvres sont principalement atteints, il s'en faut que l'aisance soit toujours un préservatif certain.

« Nous avons dit que MM. M.-Mahon frères, à qui l'Hôtel-Dieu, de Saint-Quentin, suivant l'exemple donné dans plusieurs villes, venait de faire appel, étaient possesseurs de père en fils d'un remède reconnu efficace et prôné par les médecins les plus dignes de confiance. Quelques chiffres feront bien apprécier l'importance de cette découverte.

« Avant 1807, les teigneux qu'on parvenait à guérir aux hôpitaux de Bicêtre, de la Salpêtrière et de la Pitié, coûtaient 1,210 fr. 14 c. par individu.

« Le chiffre des dépenses a baissé successivement dans des proportions qu'on croirait singulièrement exagérées, si les statistiques régulières n'étaient là pour en faire foi. De 1807 à 1823, les frais de guérison sont réduits à 9 fr. 65. De 1807 à 1828, la moyenne était descendue à 7 fr. 78. De 1807 à 1852, elle ne s'élève qu'à 5 fr. 44.

« On pense bien qu'il a été plusieurs fois question de traiter avec MM. M.-Mahon pour faire tomber leur secret héréditaire dans le domaine public. On leur offrait 600,000 fr. pour aller en Angleterre; ils ont préféré rester en France. Sous les ministères de MM. Lainé et Corbières, des pourparlers sérieux ont eu lieu. Il est évident qu'au point de vue de l'intérêt général, il y avait avantage pour l'État à allouer les 500,000 fr. que demandait alors la famille Mahon. Il a été question d'un autre système de divulgation qui nous paraît difficilement réalisable. Un ouvrage spécial serait imprimé aux frais du Gouvernement; un exemplaire serait remis, dans chaque arrondissement, à un médecin, désigné par le préfet ou par les administrateurs des hospices, et qui aurait à verser une certaine somme en échange de la communication du procédé.

« Indépendamment des difficultés que rencontrerait l'application de cette idée, elle aurait l'inconvénient de borner encore la divulgation.

« En attendant, MM. M.-Mahon se mettent libéralement au service des administrations charitables. Plus de 45,000 malades guéris dans les hôpitaux de Paris, plus de 72,000 au total, tant en France qu'à l'étranger, attestent les services rendus par eux.

« L'un des frères M.-Mahon est venu deux fois à Saint-Quentin, en septembre et novembre derniers. Pendant son premier séjour, 66 teigneux lui ont été présentés et ont été mis en traitement. La seconde fois, dans l'espace de trois jours, les nouveaux malades qui se sont succédé à l'Hôtel-Dieu étaient au nombre de 166. La plupart de ces 232 individus sont de la ville, il y en avait à peine 30 du dehors.

« On peut juger par cet échantillon si nous avions tort de considérer comme chose très-sérieuse, et de seconder, autant que possible, les efforts de l'administration des hospices et l'intervention spéciale des frères M.-Mahon.

« Nous avons annoncé et nous rappelons que l'un des frères M.-Mahon séjournera à l'Hôtel-Dieu de Saint-Quentin, du 10 au 14 janvier. Les malades indigents du département de l'Aisne peuvent se présenter au pansement et à la consultation gratuite, à l'Hôtel-Dieu, de 8 à 10 heures du matin. Les personnes non indigentes seront reçues de midi à 2 heures. »

C. Souplet.

« Deux fois déjà, depuis six mois, nous avons signalé une amélioration notable dans le traitement d'une triste maladie dont en général les familles ne se préoccupent pas assez. Nous voulons parler de la teigne, qui se guérit maintenant à l'Hôtel-Dieu de Saint-Quentin par le procédé des frères M.-Mahon. Ce que nous avons dit de ce procédé, transmis de père en fils, et des résultats obtenus, n'a pas paru sans intérêt, puisque notre article du 5 janvier a été reproduit par une foule de journaux. Nos calculs pouvaient sembler exagérés ; car en comparant les chiffres de dépense, nous trouvions que les malades guéris par la nouvelle méthode, de 1807 à 1852, et qui ont coûté 384,530, fr. auraient coûté, par la méthode ancienne, plus de 54 *millions*. Des états tenus avec le plus grand soin prouvent que nous ne nous trompons pas. On comprend mieux cette énorme différence en songeant qu'autrefois les malades pauvres, maintenant visités à l'hospice et traités à domicile, étaient de toute nécessité logés et soignés intérieurement pendant plusieurs mois.

« En 1853, MM. M.-Mahon ont eu à traiter 705 malades dans différents départements. Ils y ont employé 316 heures. Avec la méthode de l'épilation, supplice à peu près pareil à celui de la calotte il aurait fallu des séances interminables, et un bataillon de médecins, sans compter l'économie et l'efficacité des remèdes. Dans ces derniers temps, huit malades traités à l'hôpital Saint-Louis par un médecin dissident, qui se donne la stérile satisfaction de faire, à grands frais un peu d'opposition, ont coûté 5,021 fr. sans être guéris ; ils ont été traités et guéris à ce même hôpital par les frères M.-Mahon, qui n'ont fait dépenser à l'administration que 62 fr. 24 c. Un de ces huit malades habite les environs de Saint-Quentin.

« On dresse en ce moment une statistique des enfants trouvés des 39 arrondissements d'inspection de France, atteints des maladies du cuir chevelu qui rentrent dans l'une des huit catégories de cette lèpre qu'on désigne sous le nom générique de teigne. Le résultat de ces recherches sera effrayant sans nul doute, et alors on comprendra la nécessité de généraliser les mesures prises par plusieurs administrations hospitalières, parmi lesquelles celle de Saint-Quentin aura eu le mérite de figurer des premières.

« L'un des frères M-Mahon est arrivé pour la troisième fois à Saint-Quentin et y séjournera du 7 au 11 mars 1854. L'avis officiel que nous publions constate mieux que nous ne pourrions le faire les améliorations déjà réalisées. Les familles pauvres s'empresseront sans doute de mettre à profit le concours de M. M-Mahon et la sollicitude de l'administration. »

C. Souplet.

« Un avis de la préfecture de l'Aisne informe tous les indigents du département, atteints d'une des maladies du cuir chevelu, qu'ils peuveut profiter du séjour de l'un des frères M-Mahon à l'Hôtel-Dieu de Saint-Quentin. Du 9 au 13 mai, ils seront reçus à la consultation et au pansement gratuits, de huit à onze heures du matin. Plus tard, sans doute, ce nouveau et important service sera organisé de manière à faire disparaître les difficultés qui existent aujourd'hui pour les malades des communes éloignées. Les résultats obtenus dans notre circonscription prouvent que notre administration hospitalière ne s'est pas trompée en faisant à son tour appel à l'expérience de MM. M-Mahon, et viennent à l'appui des considérations que, dès le début, nous avons cru devoir formuler à ce sujet. Le public ne se doutait guère de l'étendue d'un mal vainement combattu par les moyens ordinaires, et dont rien n'arrêtait la marche déplorablement envahissante. Avant de publier son avis officiel, M. le préfet de l'Aisne avait reçu de la commission administrative des hospices de Saint-Quentin un rapport dont voici le résumé :

Dès 1847, la commission avait réuni dix enfants trouvés des plus malades dans une maison d'un de nos faubourgs, louée à cet effet, et les avait mis en bonnes mains. Après plusieurs années d'insuccès, elle avait créé des quartiers spéciaux dans l'Hôtel-Dieu pour le traitement des enfants teigneux, trouvés, abandonnés ou orphelins. M. le docteur Dubois a été chargé de ce service jusqu'à sa mort, en 1853. Malgré tout son zèle et ses soins assidus, il déclarait la réussite très-douteuse, lorsque la commission, éclairée par les guérisons effectuées à Paris et ailleurs, et d'accord avec MM. les médecins de l'Hôtel-Dieu, s'adressa aux frères M.-Mahon. Tous les enfants pauvres ont été admis à la consultation et au pansement.

Du 8 septembre 1853 au 11 mars 1854, 389 malades ont été mis successivement en traitement, dont 12 atteints du favus contagieux. Ces 389 malades appartenaient : 22 aux hospices, 263 à la ville, et 104 à des communes plus ou moins éloignées.

Au 11 mars dernier, 67 guérisons étaient constatées parmi les malades des diverses consultations. Sur ce nombre on comptait 27 favus. Il faut tenir compte de l'insouciance de certains parents qui ne suivent pas exactement les instructions, et perdent ainsi ou retardent les bienfaits du procédé. Sur les 22 élèves de l'hospice, 8 étaient guéris. Ils avaient précédemment subi des traitements d'une durée de 1 à 7 ans.

Le but paraît devoir être prochainement atteint. Les malades non encore entièrement guéris sont en bonne voie. Ces heureux résultats ont permis de fermer les quartiers spéciaux de l'hôpital, et tout porte à croire que les dépenses devant lesquelles la commission n'avait pas reculé depuis huit ans vont cesser de grever son budget. Du reste, la commission a généreusement appliqué la loi qui l'autorise à employer une partie des fonds hospitaliers en secours à domicile; car les dépenses qu'elle a faites pour aider à la guérison des malades de la ville, étrangers aux hospices, est réellement un secours à domicile. La dépense par malade, pour un traitement de quatre mois en moyenne, est évaluée à 12 fr.

Les malades du dehors ont reçu les médicaments nécessaires pour le pansement fait par M. M.-Mahon. On ne pouvait aller au delà. Il y aura lieu de prendre des arrangements avec les communes. MM. M.-Mahon, d'ailleurs, seront en droit de poser des conditions à l'administration supérieure, après la période d'essai à laquelle ils se sont prêtés avec beaucoup de désintéressement. On doit reconnaître maintenant la nécessité d'organiser un service dans tout le département, ou plutôt dans tous les départements.

S'il est beau, s'il est juste que le Gouvernement récompense la bravoure sur le champ de bataille, sur mer, etc., etc., les longs services dans une administration quelconque; s'il encourage également les lettres et les arts ; la science, et même le dévouement, dans le corps médical; il sera beau, il sera juste, ce nous semble, que les frères M.-Mahon, placés au rang des bienfaiteurs de l'humanité par les services qu'ils ont rendus à la classe pauvre et souffrante, aient part à la munificence du Gouvernement, ainsi que nous l'avons lu dans un rapport de l'Académie de médecine.»

C. Souplet.

« Voilà la seconde fois que MM. M.-Mahon frères sont de passage à Douai. Nous regrettons sincèrement de n'avoir pas été informés de leur première visite; c'eût été avec bonheur que nous les eussions signalés à l'attention de nos concitoyens. Mais qu'est-ce donc que ces MM. M.-Mahon frères? A vous qui désirez le savoir, nous ne dirons pas : Allez à Paris, à Amiens, à Lille, à Arras, à Valenciennes, à Saint-Quentin, etc., etc., où ce nom est véritablement populaire ; là vous apprendrez quelle est leur spécialité, et bientôt vous les aurez rangés au nombre des bienfaiteurs de l'humanité. Qui de vous ne sait ce que c'est que la teigne? Qui de vous n'a gémi sur cette hideuse lèpre qui jusqu'à ce jour a attaqué l'homme sans qu'aucun moyen capable d'en combattre les ravages ait été découvert et pratiqué? Après de longues années, voici venir cependant MM. M.-Mahon, possesseurs d'une recette qui détruit sans douleur cette terrible affection. Ils voyagent sous les auspices du Gouvernement; ils se transportent de ville en ville, indiquant *généreusement* le traitement à suivre, et reviennent pour s'assurer des soins, et, par conséquent, du succès de la cure.

C'est dans le mois de mai qu'ils sont venus une première fois à

Douai; une cinquantaine de malades de cette espèce existant en cette ville leur ont été présentés. Soit défaut de surveillance, ou plutôt apathie de la part des chefs de famille, le traitement indiqué par ces messieurs n'a pas été convenablement suivi; aujourd'hui, le travail est à refaire.

Nous serions heureux de contribuer, autant qu'il est en nous, à faire bénéficier les malheureux atteints de cette affection contagieuse, de la présence salutaire de ces praticiens. Qu'on se le dise donc : que les personnes charitables mettent à profit cette occasion! Les frères M.-Mahon ne nous quittent que demain soir. »

(*Indépendant de Douai.*)

CHRONIQUE LOCALE

« Nous avons une bonne nouvelle à annoncer aux classes pauvres de notre arrondissement. MM. M.-Mahon frères, propriétaires d'un remède contre la teigne, et chargés par l'administration de l'Assistance publique de donner leurs soins, dans douze départements, à ceux des 22,000 enfants trouvés des hôpitaux de Paris qui sont atteints de cette cruelle maladie, seront les 25 et 26 mai à Valenciennes.

Héritiers d'une précieuse découverte qui eût pu valoir à leur père et à eux-mêmes une immense fortune, MM. M.-Mahon se vouent avec le plus noble désintéressement au soulagement des indigents; aussi sont-ils accueillis partout, par les administrations locales, les commissions des hospices et les hommes de l'art, avec la plus vive reconnaissance. Un exemple et quelques chiffres suffiront pour faire comprendre combien cet accueil est mérité.

L'an dernier, alors que M. Lowasy de Loinville, aujourd'hui sous-préfet de Valenciennes, administrait l'arrondissement de Saint-Quentin, la commission de l'Hôtel-Dieu de cette ville prit l'initiative d'un pansement pour la guérison des teigneux par la méthode des frères M.-Mahon. Appelés d'abord à donner leurs soins à 28 individus seulement, ces messieurs, grâce à une publicité favorisée par le concours intelligent de l'administration supérieure, comptèrent bientôt 420 malades, et purent enregistrer

126 guérisons de maladies du cuir chevelu réputées presque incurables.

Les soins de la science n'avaient pourtant pas manqué jusqu'alors aux teigneux de l'arrondissement de Saint-Quentin, car voici, à ce sujet, le renseignement fourni par le dernier numéro du *Guetteur :*

« Dès 1847, dit ce journal, la commission administrative des hospices avait réuni dix enfants trouvés des plus malades dans une maison d'un de nos faubourgs, louée à cet effet, et les avait mis en bonnes mains. Après plusieurs années d'insuccès, elle avait créé des quartiers spéciaux dans l'Hôtel-Dieu pour le traitement des enfants teigneux, trouvés, abandonnés ou orphelins. M. le docteur Dubois a été chargé de ce service jusqu'à sa mort, en 1848. *Malgré tout son zèle et ses soins assidus, il déclarait la réussite très-douteuse*, lorsque la commission, éclairée par les guérisons effectuées à Paris et ailleurs, et d'accord avec MM. les médecins de l'Hôtel-Dieu, s'adressa à MM. les frères M.-Mahon, de l'hôpital Saint-Louis, de Paris. Tous les enfants pauvres ont été admis à la consultation et au pansement. »

Ainsi que nous l'avons dit, MM. M.-Mahon seront à Valenciennes les jeudi 25 et vendredi 26 mai. Appelés par l'administration de l'Assistance publique à visiter les arrondissements de Lille, Cambrai, Avesnes, Douai et Valenciennes, ils ne peuvent se rendre que dans ces deux derniers, et nous sommes heureux de constater que le choix fait par eux de notre ville est une sorte de remercîment et d'hommage adressé au fonctionnaire dont l'accueil bienveillant facilitait naguère si puissamment à Saint-Quentin leur utile et philanthropique mission.

Sans nul doute, MM. M.-Mahon trouveront chez nous, comme à Saint-Quentin, le concours qui leur est nécessaire, et l'administration des hospices, d'accord avec les médecins, s'empressera de rendre leur présence aussi fructueuse que possible, en informant le public des heures du pansement et des consultations, et en appelant tous les malades indigents ou non indigents à profiter de leur séjour dans notre ville. »

(*Écho de la frontière.*)

CONCLUSION

Nous insistons surtout sur la question d'économie.

Nous pensons que les statistiques concernant ce qu'on appelle la *nouvelle méthode* ne sont pas plus *incroyables* que les nôtres, dans lesquelles nous ne sommes pas *juge et partie*.

M. B.... a traité à l'hôpital Saint-Louis :

NOMS	AGE	SÉJOUR À L'HÔPITAL	DÉPENSE PAR JOUR	TOTAL
	ans	jours	fr. c.	fr. c.
Turquin.	9	270	1 90	513 »
Leclerc	13	300	»	570 »
Tallard	9	270	»	513 »
Decoudin (Victor). . . .	7	297	»	564 30
Daverdon	12	180	»	342 »
Enfer	15	210	»	399 »
Decoudin (Louis)	18	210	»	399 »
Gay (Bélonie).	11	210	»	399 »
Hamot (Louis)	9	191	»	362 90
Hamot (Jules)	11	188	»	357 20
Gay (Virginie)	15	300	»	570 »
Buisson (Charles). . . .	14	165	»	313 50
TOTAL DE LA DÉPENSE. . . .				5.302 90

Report. 5.302 90

Nous ne contesterons pas les guérisons, quoique personne ne les ait constatées.

Mais nous affirmerons la différence de dépense que le traitement des frères M.-Mahon aurait apportée :

12 individus à 5.44. . . . . 65 28

Économie qu'on aurait pu réaliser 5.237 62

D'un autre côté, nous trouvons dans un relevé que :

Le séjour de 65 malades, à l'hôpital, forme un chiffre de 9,545 jours à 1 fr. 90 par jour. Total de la dépense. 18,135 fr. 50 c.

Soit en moyenne, par malade; 279 fr. !

Par le traitement des frères M.-Mahon 5 fr. 44 c. !!!

De plus, non-seulement on garde les malades à l'hôpital pendant 5 mois qu'on regarde comme durée moyenne du traitement; mais encore pendant plusieurs mois après (il faut, est-il écrit, 5 à 6 mois) pour s'assurer de la guérison, et s'il n'y a pas récidive; lorsqu'une simple inspection de quelques minutes, à des intervalles indiqués, suffirait.

Cette moyenne de 5 mois d'une part, de 6 mois de l'autre, fait 11 mois, soit 330 jours à 1 fr. 90 soit par malade . . . 627 »

au lieu de. 5 44

Économie de la méthode des frères M.-Mahon, par malade. 621 56

Sur les 65 malades précités . . . . 40,401 fr. 40 c.

Ces chiffres sont incontestables.

On ne peut pas objecter que nous ne guérissons pas.

Les preuves sont faites depuis longtemps. Nos adversaires les ont constatées. Pourquoi ne guéririons-nous plus ?

Ce n'est pas dans l'intention d'acquérir une réputation déjà faite, ou dans des vues intéressées, ou pour faire de l'opposition, que nous publions ces notes et observations ; nous ne prenons pour guide que la vérité que nous avons cherchée ou plutôt trouvée au milieu de la multiplicité d'observations que nous avons été mis à portée de recueillir.

Nous voulons surtout l'intérêt de *l'humanité* et celui des *finances hospitalières* qui trouveront un meilleur emploi que celui de subvenir aux dépenses occasionnées par *des épileurs* dans les hôpitaux, et par ceux qu'on pourrait envoyer à domicile, *tourmenter* les malades, sans apprécier même l'opportunité ou l'inopportunité de ce *supplice !*

Résultats : SOUFFRANCES. DÉPENSES !! *Guérisons* ?

Heureux si, réussissant dans nos vues philanthropiques, nous pouvons être utiles à l'humanité ! La considération publique sera notre plus chère récompense ; et, comme nos auteurs, nous voulons pouvoir nous dire à nous-mêmes :

J'ai fait un peu de bien, c'est mon meilleur ouvrage.

FIN

TABLE

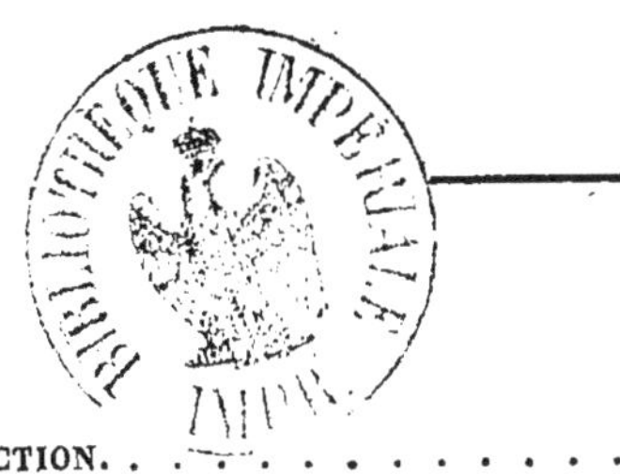

www.ingramcontent.com/pod-product-compliance
Ingram Content Group UK Ltd.
Pitfield, Milton Keynes, MK11 3LW, UK
UKHW020257220726
13923UKWH00002B/954

9 782019 29098